Brigitte Neusiedl

Heilfasten

Originalausgabe

WILHELM HEYNE VERLAG
MÜNCHEN

HEYNE RATGEBER
08/5105

Umwelthinweis:
Dieses Buch wurde auf chlor- und säurefreiem Papier gedruckt.

Wichtiger Hinweis:

Dieses Buch enthält eine Anleitung zum Fasten für *gesunde* Menschen.

Sie können selbständig fasten, wenn Sie gesund sind und keine schweren Medikamente einnehmen. Falls Sie sich in ärztlicher Behandlung befinden, ist vor dem Fasten der Arzt zu informieren. Sollten Sie sich über Ihren Gesundheitszustand nicht im klaren sein, wenden Sie sich bitte an einen fastenerfahrenen Arzt oder Heilpraktiker. Das sollten Sie auch tun, falls während des Fastens oder in der Aufbauphase Beschwerden auftreten.

Copyright © 1997
by Wilhelm Heyne Verlag GmbH & Co. KG, München
Printed in Germany 1997
Umschlaggestaltung: Atelier Adolf Bachmann
Umschlagabbildung: Stock Food/Lanxx, München
Satz: Layer, Ostfildern
Druck und Bindung: Ebner, Ulm

ISBN 3-453-11796-2

Inhalt

*Dieses Buch widme ich meinen Töchtern
Silvia und Christine.
Sie sind mir an jedem Tag ein Geschenk.*

Vorwort

Seit mehr als 14 Jahren faste ich regelmäßig, meistens zweimal im Jahr. Meine damalige Motivation war, Gewicht abzunehmen. Heute faste ich, weil es mir gut tut und ich aktiv etwas für meine Gesundheit und Bewußtheitsentwicklung tun kann. Wie es wohl jedem geht, der zum ersten Mal fastet, so hatte auch ich meine Zweifel: »Schaffe ich das überhaupt, zwei Wochen nichts zu essen? Verhungere ich da nicht? Kann ich meine Arbeit dabei erledigen?« Ich wurde eines Besseren belehrt. Meine Zweifel waren bald verflogen, denn ich hatte komischerweise keinen Hunger, war ausgesprochen fit, mußte keine Termine absagen, und das schnelle Purzeln der Pfunde, ohne hungern zu müssen, gab mir ungeheuren Auftrieb, den ich sonst bei Reduktionsdiäten nicht kannte. Ich fühlte mich sehr wohl, und bald wurde mir bewußt, daß Fasten mehr ist als nur Gewichtsabnahme und Entgiftung des Körpers; ja, daß bewußtes Fasten eine tiefgreifende heilende Wirkung auf Körper, Seele und Geist hat. Später in meinen Fastenkursen stellte ich immer wieder fest:

■ Fasten bringt uns wieder in unsere Mitte.

Ich war begeistert von den Fastenerfahrungen – und was lag näher, als meine Begeisterung mit anderen Menschen zu teilen! Nachdem ich mich schon jahrelang mit gesunder Ernährung beschäftigt hatte und im Bereich Gesundheitsvorsorge arbeitete, entschloß ich mich nach gründlichem Studium der einschlägigen Fastenliteratur, meine Erfahrungen mit dem Fasten weiterzugeben. Während meiner nun mittlerweile zwölfjährigen Praxis mit Fastengruppen durfte ich die Wirkungen des Fastens an nahezu 3000 Menschen beobachten. Die Erfolge und positiven Erfahrungen, die sich bei den verschiedensten akuten und chronischen Krankheiten zeigten, stärkten bei meinen Patienten das Vertrauen in die Selbstheilungskräfte ihres Körpers und förderten somit ihre Eigenverantwortlichkeit. Ich freue mich immer wieder, miterleben zu können, wie Menschen durch das Erlebnis des Fastens gesunden, aufwachen und »seelisch wachsen«, d. h., wie ein Bewußtwerdungsprozeß in Gang gesetzt wird. In meiner Praxis als Heilpraktikerin und Psychotherapeutin gehört das Heilfasten mittlerweile seit Jahren zu einer der wichtigsten Therapiemethoden.

Bedanken möchte ich mich bei Frau Sonja Stehle, Frau Evelyn Thomsen und Herrn Dr. Robert Hößl, die mir bei der Endkorrektur dieses Buches behilflich waren. Den Teilnehmern meiner Fastenkurse, der Fastenleiter-Ausbildungskurse und meinen Patienten möchte ich für das danken, was ich von ihnen über das Fasten und die Seele des Menschen lernen durfte. Dem Leser wünsche ich ein heilendes bewußtes Fasten.

Brigitte Neusiedl

Für wen habe ich dieses Buch geschrieben?

Vielleicht möchten Sie mit diesem Fastenbuch
- Ihren Körper reinigen und entschlacken
- bestehende Befindlichkeitsstörungen oder Krankheiten verbessern
- mit einer natürlichen Methode Gewicht abnehmen
- von vorgefertigten Diätplänen wegkommen
- das lästige Kalorienzählen vergessen
- erfahren, wie Sie Ihr Gewicht halten können
- die seelischen Hintergründe Ihres Gewichtsproblems kennenlernen
- fit und leistungsfähig sein
- Krankheiten vorbeugen
- den Sinn Ihrer Krankheit erfahren

Oder Sie möchten sich ganz einfach während des Fastens einen Raum schaffen, damit Sie

- geistige Klarheit gewinnen und seelische Freiheit spüren.

Das ganzheitliche Fasten

Was ist Fasten/Heilfasten?

In unserer Überflußgesellschaft ist der uralte Brauch des Fastens, der freiwillige Verzicht auf jegliche feste Nahrung für einen Zeitraum von wenigstens fünf Tagen bis zu vier Wochen, leider in Vergessenheit geraten. So ging uns auch das damit verbundene Wissen um die Bedeutung und Wirkung eines bewußten Fastens auf Körper, Seele und Geist des Menschen verloren. Nur die Kirche erinnert uns noch am Aschermittwoch, dem Beginn der 40tägigen Fastenzeit vor Ostern, an dieses Brauchtum. Leider wurden der Begriff und der Sinn des Fastens mittlerweile so stark verwässert, daß diese Fastenzeit nur noch als Mäßigung beim Essen und als Süßigkeitenverzicht aufgefaßt wird. In den Geschäften und in den Haushalten merkt man in dieser Zeit nichts von einem Fasten – höchstens in den Zeitschriften, wo für alle mögliche Diäten zur Gewichtsabnahme und Frühjahrsentschlackung geworben wird. Aber das hat mit dem eigentlichen Fasten nichts zu tun, denn Fasten ist viel mehr als nur Gewichtsabnahme und kann nicht mit einer Reduktionsdiät verglichen werden.

Das Fasten ist auch viel leichter durchzuhalten als eine Diät zur Gewichtsabnahme. Denn der Fastende verspürt bei richtig durchgeführter Kur keinen Hunger, da er ja von innen ernährt wird. Immer wieder erstaunt und begeistert es gerade diejenigen Menschen, die schon zahlreiche Diäten mit Hunger- und Unlustgefühlen hinter sich haben, daß es beim totalen Entzug der Nahrung eben kein Hunger-Frust-Gefühl gibt. Beim Fasten lebt der Mensch von der Nahrungsenergie, dem Depotfett, das er in seinem Körper in Zeiten des Überflusses an Nahrung abgespeichert hat. In großer Menge wird Tee, Wasser und etwas Obst- oder Gemüsesaft getrunken, aber nichts gegessen. Dadurch findet ein intensiver Reinigungsprozeß im Körper statt, so daß die große Bedeutung des Fastens in der Entgiftung und Entschlackung und damit in der Vorbeugung von Krankheiten liegt.

Die Reinigung unseres Körpers von innen ist genauso nötig, wie die äußere Pflege. Zumindest einmal im Jahr sollten wir ihm einen Großputz gönnen, so wie wir in unserer Wohnung auch einen Frühjahrsputz machen, wo Altes ausgeräumt und in all den sonst unzugänglichen Ecken einmal gründlich geputzt wird. Hygiene ist uns heute sehr wichtig, und wir legen viel Wert auf unser Äußeres und benutzen allerlei Kosmetik. Wie sieht es aber in unserem Körperinnern, im Darm und im Zwischenzellraum, aus? Wir denken nicht daran, auch diese Bereiche irgendwann mal zu reinigen, weil wir die innere Verunreinigung weder sehen noch spüren. So werden die Schlacken im Körper weiter deponiert, und die Ablagerungen zum Beispiel in den Gelenken für »normale Alterserscheinungen« gehalten. Aber bereits während einer Fastenkur – und natürlich nachher, wenn wir spüren, wie frisch und wohl wir uns wieder fühlen – merken wir, wie nötig es war, uns von diesem Ballast zu befreien.

Gerade in der heutigen Zeit, wo wir viele Schadstoffe durch die Verschmutzung der Luft, des Wassers und der Nahrung in unserem Körper aufnehmen, reichen die körpereigenen Ausscheidungs- und Entgiftungsfunktionen oft nicht mehr aus, und der Körper lagert diese Giftstoffe dann eben im Gewebe ab. Auch durch falsche Ernährungsgewohnheiten und der vermehrten Aufnahme von denaturierten Lebensmitteln, Süßigkeiten und fettreicher Nahrung wird unser Darm stark belastet und das Gleichgewicht von Versorgung und Entsorgung empfindlich gestört. Das Immunsystem wird geschwächt, »schleichende Krankheiten« entstehen.

Durch Fasten und bewußte Ernährung kann den Zivilisationskrankheiten vorgebeugt werden, die jährlich Milliarden DM verschlingen. Die Kosten im Gesundheitswesen könnten so beträchtlich reduziert werden.

■ Im Fasten findet also ein wichtiger Entgiftungs- und Ausscheidungsprozeß statt. Zugleich werden die inneren Organe, wie Magen, Darm und Bauchspeicheldrüse, geschont. Sie haben sozusagen Urlaub und können sich erholen.

■ Wenn Fasten als Therapie eingesetzt wird, um bei bestehenden Krankheiten einen Heilungsprozeß einzuleiten, dann spricht man vom »Heilfasten«. Die Dauer der Fastenzeit richtet sich nach dem Krankheitsbild und der Schwere der Erkrankung und kann zwischen 18 und 40 Tagen betragen.

■ Fasten weckt unsere Selbstheilungskräfte sowohl auf der körperlichen als auch auf einer »inneren« Ebene. Auf diese überaus wichtige Bedeutung werde ich in den späteren Kapiteln über die seelisch-geistigen Wirkungen des Fastens ausführlich eingehen. Schauen wir uns die Geschichte des Fastens an, so können wir in allen Völkern die völlige Nahrungsenthaltung als Heilmethode finden.

Kurze Geschichte des Fastens

Fasten ist so alt wie die Menschheit. Wenn man die Entwicklungsgeschichte des Menschen im Hinblick auf die Ernährungssituation betrachtet, gab es immer Perioden, in denen das Nahrungsangebot im Überfluß vorhanden war, und es gab Zeiten, in denen der Mensch keine oder nur wenig Nahrung vorfand. Konnte man im Herbst naturgemäß viel ernten, so war andererseits im Winter oder Frühjahr das Nahrungsangebot eher gering. So konnten Vorräte schon mal ausgehen, verderben oder von wilden Tieren oder Feinden geraubt werden.

Früher war der Mensch stark abhängig von der Natur, und man hatte nur begrenzte Möglichkeiten, Lebensmittel haltbar zu machen. Dürre, Überschwemmungen, lange kalte Winter, Tierplagen etc. führten zu längeren Fastenzeiten. Zum Beispiel wurde im Winter, wenn kein Tier erlegt werden konnte, Schnee geschmolzen. Dieser wurde mit einigen Wurzeln oder Kräutern zu einem Tee gekocht, um damit die nahrungslose Zeit zu überbrücken. So hat sich der Mensch an die Bedingungen der Natur angepaßt. Ohne diesen Anpassungsmechanismus, nämlich in Zeiten des Überflusses Reserven im Körper anzulegen, um diese in einer nahrungsarmen Zeit zu verbrauchen, wäre die Menschheit schon längst ausgestorben.

Schon bevor die Menschen die Erde bevölkerten, lebten die Tiere. Ein Fasten kann man auch in der Tierwelt beobachten.

Viele freilebende Tiere fressen sich vor Beginn des Winters Fettreserven an, die ihnen über die nahrungsarme Zeit hinweghelfen.

Das kranke Tier fastet nach seinem Instinkt, um wieder schneller gesund zu werden, denn Verdauungsarbeit raubt viel Energie.

Allerdings fasten Tiere nicht freiwillig. Denn dazu bedarf es Bewußtheit über das Tun und die Fähigkeit zur Entscheidung. Deshalb kann nur der Mensch freiwillig fasten. Er kann sich ganz bewußt, auch in Zeiten des Nahrungsüberflusses, des Wohlbefindens zuliebe, für einen Verzicht auf das Essen entscheiden.

In allen Kulturen wurde aber auch schon regelmäßig freiwillig gefastet, um Krankheiten zu heilen, vorzubeugen und mehr Kraft und Widerstandsfähigkeit zu erzielen.

Das Fasten gehörte in der Antike zu einer wichtigen von den Philosophen geforderten Praxis, die sowohl der körperlichen Ertüchtigung diente als auch zur »Weisheit« führte. Somit erhielt das Fasten eine ethische Bedeutung und wurde zum Sinnbild frommer und religiöser Übungen.

Pythagoras sagte ca. 550 v. Chr.: »Fasten ist ein vortreffliches Mittel zur Erhaltung und Wiederherstellung der Gesundheit.« Er gab nicht nur genaue Fastenvorschriften, sondern auch Ratschläge zur vegetarischen Ernährungsweise sowie zur Enthaltung von Alkohol und bestimmten Speisen, um die Seele zu reinigen und mit höheren Bewußtseinsebenen in Kontakt zu kommen. So war es in der damaligen Zeit üblich, bei der Ausübung priesterlicher Ämter zu fasten.

Im Heiligtum von Amphiaraos in Oropos mußten sich die Pilger einen Tag lang jeder Speise und drei Tage des Genusses von Wein enthalten, bevor sie sich zum Traumschlaf niederlegen durften. Der antike Mensch war der Ansicht, daß sich im Traum der Wille der Götter und die Zukunft offenbarte. Die sogenannte Incubatio, das Liegen und Schlafen in den Heiligtümern der Gottheiten, diente zur visionären Erleuchtung und Heilung. Durch die fortwährende Beschäftigung mit der Krankheit, durch Beten und Fasten wurde das Unterbewußte angeregt, so daß die Menschen Traumbilder erlebten, die ihre Leiden, aber auch die Erlösung davon zeigten. So gab es viele Tempel und Heilorakel, denn Fasten, Beten und das kreative Visualisieren waren damals eine gängige Heilmethode.

Fasten als Ritual zur Reinigung der Seele, zur Erlangung ekstatischer Kräfte und zum Zweck visionärer Einsichten bzw. zur Erleuchtung finden wir in allen Völkern. Buddhisten erwarten fastend und unter Kasteiungen, die den Körper aufs äußerste erschöpfen, visionäre Erleuchtung.

Bei indianischen Stämmen ging der Jugendliche in die Einsamkeit, begleitet von einem älteren Mann oder einer älteren Frau, um durch Fasten die Vision seines Schutzgeistes im Traum zu erwarten.

Der angehende Medizinmann bei den Grönland-Eskimos zog sich ebenfalls in die Einsamkeit zurück. Durch strenges Fasten bat er Torngarsuk (das höchste Wesen), ihn in das Amt eines Krankenheilers und Propheten einzuführen.

Fasten in Verbindung mit der Ausübung des Heilens ist ebenfalls in vielen alten Kulturen bekannt. Denn durch das Essen wird der Geist schwerfällig, und die Träume kommen nicht mehr so häufig, so daß die Heiler fasten, wenn sie »böse Geister« vertreiben oder Kranke heilen wollen.

Auch das Christentum kennt das Fasten und die Inkubation. Vom heiligen Ambrosius (339–397) stammt der Ausspruch: »Nach der Medizin greifst du und gehst dem Fasten aus dem Wege, als ob es ein besseres Heilmittel geben könnte.«

Mit Hippokrates begann die wissenschaftliche Formulierung diätetischer Vorschriften. Sie kennt nicht nur den Verzicht auf bestimmte Speisen, sondern auch die totale Nahrungsenthaltung als Heilmittel.

Von Santorio, einem Arzt, der von 1561 bis 1636 lebte, stammt der Satz: »Manch schwere Krankheit kann man kurieren durch Mäßigung und Fasten.«

Diese jahrtausendealte Methode des Heilens durch Fasten wurde 1935 von Dr. Buchinger wieder bekannt gemacht. Dr. Buchinger wurde 1918 als Vollinvalide aus seiner Tätigkeit als Sanitätsoffizier der Kaiserlichen Marine entlassen. Sein Gelenkrheuma und sein Leberleiden konnte er durch Fasten ausheilen. Daraufhin gründete der Arzt eine Fastenklinik. Die Erfolge bei den verschiedensten Krankheitsbildern sind heute wissenschaftlich dokumentiert.

In naturheilkundlichen Praxen und Kliniken wird die Heilfastenkur zunehmend angewendet, die sich wie kaum eine andere therapeutische Methode universell einsetzen läßt und wirkt. Die Schulmedizin dagegen bedient sich dieses alten Heilmittels nur sehr zögerlich. Daher ist Fasten in der Bevölkerung noch zu wenig bekannt, und aus dieser Unkenntnis heraus bestehen Ängste und Vorurteile.

Seit ein paar Jahren beobachte ich, daß sich dennoch ein Wandel in der Öffentlichkeit vollzieht, ein neues Bewußtsein für das Fasten entsteht. Waren es vor zehn Jahren nur wenige Menschen, die den gesundheitlichen Wert des Fastens kannten, so ist heute die Bereitschaft, neue Erfahrungen mit dem bewußten freiwilligen Verzicht auf Nahrung zu sammeln, größer geworden. Immer mehr Menschen sind bereit, die Verantwortung für ihre Gesundheit selbst in die Hand zu nehmen. Diese Entwicklung wird aber auch begünstigt durch eine zunehmende Verunsicherung und Enttäuschung vieler Patienten über die technisierte wissenschaftliche Medizin mit all den Medikamentennebenwirkungen. Als Folge davon wenden sich immer mehr Menschen der Naturheilkunde und der natürlichen Lebensweise zu.

Das freiwillige Fasten schafft Bewußtheit für die Nahrung. Erst dadurch kann das einfache Stückchen Brot dann wieder zu etwas ganz Besonderem werden.

Im Gegensatz zur heutigen Überflußgesellschaft aber müssen Millionen Menschen in der sogenannten Dritten Welt unfreiwillig fasten, sie hungern. Viele von ihnen sind durch die Mangelernährung so geschwächt, daß sie an Seuchen und Krankheiten sterben. Besonders betroffen davon sind die Kinder, die im Wachstumsprozeß wenig Reserven bilden können.

In den industrialisierten Ländern müssen heute keine Menschen mehr an Unterernährung sterben – im Gegenteil, wir sterben dafür an Überernährung. Jeder dritte Patient in Deutschland leidet an den sogenannten Zivilisationskrankheiten, wie Herz-Kreislauf-Erkrankungen, Krankheiten der Verdauungsorgane und des Stoffwechsels, die durch Übergewicht und falsche Ernährung entstehen.

Mit dem Überfluß, der uns heute geboten wird, ist uns aber auch der Wert der Nahrung und die Beziehung zur Natur verlorengegangen. Wir wissen nicht mehr, was wir noch alles an Speisen auf den Tisch bringen sollen. Statt Festtage freudig zu genießen, plagt uns der Magen oder die Galle, die Blutzucker- und Cholesterinwerte steigen, oder wir ärgern uns, weil die Waage erbarmungslos das Ergebnis des maßlosen Essens präsentiert.

Müssen die Menschen in den Ländern, in denen Nahrungsmangel und Hunger herrschen, als erstes ihre körperlichen Grundbedürfnisse decken, so müssen wir in unserer Wohlstandsgesellschaft uns bewußt werden, wie wir mit der Nahrung umgehen, und uns entscheiden, ob wir für oder gegen die Natur und ihre Gesetze leben wollen.

Geistige und seelische Bedeutung des Fastens

Fasten in den Religionen

Wie bereits im vorigen Kapitel zur Geschichte des Fastens deutlich wurde, sind die seelisch-geistigen Aspekte der Nahrungsenthaltung natürlich eng mit der jeweiligen Religion verbunden. Aber in allen Religionen, ob im Christentum, im Buddhismus, im Judentum oder bei den Moslems, ist die heilende und klärende Wirkung des Fastens auf den Menschen bekannt. In zahlreichen Bibelstellen im Alten und im Neuen Testament wird überliefert, wie Propheten ganze Völker zum Fasten aufgerufen haben, um Gott ihre Hingabe zu beweisen, ihm ein Opfer zu bringen oder ihn um Hilfe anzuflehen. Es wird auch berichtet, daß Gott von den Menschen das Fasten verlangt, um sie zur Sühne und zur Umkehr zu bewegen. Zweimal soll Moses 40 Tage und 40 Nächte in der Gegenwart Gottes verbracht haben, ohne zu essen und zu trinken. Jesus hat 40 Tage in der Wüste gefastet. Er widersagte dabei den Versuchungen des Teufels.

In frühen Religionen gab es gewisse Zeiten, in denen die Menschen zum Fasten und Beten angehalten wurden, damit sie sich wieder auf die »höhere Ordnung« besinnen und Gott oder den Göttern opfern sollten.

Opfern heißt, freiwillig etwas herzugeben und zu verzichten, ohne eine Gegengabe zu erwarten. Das ist zunächst gar nicht so einfach. Die Menschen früher waren noch eng verbunden mit der Natur. Sie betrachteten den Himmel und ordneten der Sonne und den Planeten bestimmte Eigenschaften zu und gaben ihnen Herrschaftsgebiete bzw. Aufgaben. Die Sonne, der Mond und die Planeten wurden so zu Göttergestalten und Himmel, Erde, Meer und Unterwelt jeweils einem dieser Götter zugesprochen. Eine Vielzahl von Göttern mit ganz bestimmten Charaktereigenschaften und Zuständigkeitsbereichen entstanden so.

Die Sonne bzw. der Sonnengott konnte die Nahrung wachsen oder verdorren lassen, der Regengott konnte Überschwemmungen verursachen oder den Regen für sich behalten. Blitz, Donner, Hagel, alles kam vom Himmel. Ob nun die Ernte gut oder schlecht ausfiel, hing also von der Gunst der Gottheiten ab. So wurden von den Religionsführern Regeln aufgestellt, wie man sich zu verhalten hatte. Moral und Gesetze entstanden, und mit der Verehrung der Götter sollte natürlich Unheil abgewendet werden.

Durch das Ritual des Fastens, des freiwilligen Verzichtes auf Nahrung, hoffte man die Götter gnädig zu stimmen, damit sie sich nicht ihren Teil durch Naturkatastrophen oder Tierplagen holen mußten. Damals hatte man – bewußt oder unbewußt – die Gesetzmäßigkeiten, die im Universum herrschen, erkannt: Was man freiwillig gibt, braucht einem nicht genommen zu werden. So lebte man im Ausgleich von Geben und Nehmen, was wir heute noch bei einigen Naturvölkern beobachten und von ihnen wieder lernen könnten.

In Opferzeremonien wurde etwas Lebendiges Gott, dem Ursprung allen Lebens, dargebracht. Das konnten Pflanzen, Tiere oder sogar Menschenopfer sein. Das früher magisch-mythische Bewußtsein, welches auch heute noch in der Tiefe unserer Seele unbewußt vorhanden ist, erkannte, daß neues Leben nur durch das Loslassen des alten entstehen kann. Durch Loslassen Gewinn, durch Festhalten Verlust.

Das Opfern von Lebensmitteln und die damit verbundenen Rituale, insbesondere die Fastenrituale, hatten seinerzeit eine große Bedeutung. Dieses Bewußtsein und die Ehrfurcht vor der Natur und der Schöpfung sind bei vielen Menschen heute verschüttet. Konsum, Streß und Leistungsdruck lassen uns die wahren Bedürfnisse vergessen und machen uns stumpf. Wir leben in dem Glauben, die alten Weisheiten, Naturgesetze und Wahrheiten seien für uns heute nicht mehr gültig.

Leben wir doch im modernen Zeitalter, in dem wir die Natur gezähmt, die Landschaften kultiviert und wir uns mehr und mehr zum Schöpfer in Genlabors hochgearbeitet haben. Mit dem Bibelspruch: »Macht euch die Erde untertan« war nicht gemeint, sie zu zerstören. Mit unserer »Kultivierung« und unserem Egoismus aber haben wir das fast schon erreicht.

Wir haben einen hohen Lebensstandard. Es geht uns gut. Große Fortschritte sind auf allen Gebieten der Forschung und in vielen Lebensbereichen zu verzeichnen. Vieles wurde erreicht, aber zu welchem Preis? Wann müssen wir der Natur das zurückzahlen, was wir ihr rücksichtslos und ohne etwas dafür zu geben genommen haben. Das Ozonloch, das Waldsterben, die Verminderung der Artenvielfalt der Tiere und Pflanzen mahnen uns schon seit geraumer Zeit.

Der Aufschwung, die hervorragenden Leistungen der Wissenschaft und Technik sind nicht aufzuhalten oder zu stoppen, das Rad darf sich weiterdrehen. Aber nicht durch Zerstörung, sondern im Einklang mit der Natur. Opfer sind nötig, was bedeutet – wie schon gesagt wurde –, freiwillig zu geben, und Demut ist geboten, wenn wir nicht gedemütigt und zum Opfer unseres maßlosen »Fortschritts« werden wollen.

Die Fastenzeiten im religiösen Fasten wurden immer begleitet von Beten und Meditieren. Religion bedeutet Suche nach Rückverbindung, sich dem Geistigen zu öffnen und sich mit der göttlichen Energie und Liebe zu verbinden. Dadurch bekommt der Mensch seelische Kraft und Vertrauen. So war es auch üblich, vor schwierigen Entscheidungen zu fasten und um geistige Klarheit zu bitten.

Die Kirchen haben längst ihren Einfluß auf die breite Bevölkerung verloren. Immer mehr Menschen wenden sich von ihr ab und fühlen sich mehr zu philosophischem und esoterischem Gedankengut hingezogen, weil sie ihre Wahrheit selbst herausfinden wollen. So kommen heute viele geistig Suchende wieder auf das uralte Ritual des Fastens zurück.

Fasten als Weg zur Bewußtheit

»Der Mensch lebt nicht vom Brot allein«
Mit diesem Bibelspruch hat Christus deutlich gemacht, daß
der Mensch nicht nur Nahrung für den Körper braucht, sondern auch Nahrung für die Seele. Dazu müssen wir uns an
unsere Seele wenden und versuchen herauszufinden, was sie
nährt und was sie braucht.

Nun – vielleicht machen Sie jetzt eine kleine Pause beim
Lesen, um sich die nachfolgenden Fragen (möglichst schriftlich) zu beantworten:

- Frage 1:
  Was tue ich gerne und was habe ich schon länger nicht
  mehr gemacht?
  (mindestens fünf Tätigkeiten)
- Frage 2:
  Welche Sehnsüchte habe ich? Kann ich sie leben?
  (mindestens fünf Sehnsüchte)
- Frage 3:
  Was bereitet mir Freude und Spaß in meinem Leben?
  (mindestens zehn Begriffe)
- Frage 4:
  Schenke ich mir Aufmerksamkeit, oder erwarte ich das nur
  von anderen?

Daraus läßt sich nun ein kleines Programm aufstellen, mit
den Möglichkeiten, die Sie während des Fastens für sich nutzen können, zum Beispiel sich Zeit zu nehmen und gute Musik zu hören, ein Buch zu lesen, zu malen, etwas zu basteln,
zu meditieren, sich eine schöne Massage zu gönnen oder einfach nur einen Tag zu verbummeln. Im Kapitel »Fasten aus
astrologischer Sicht« können Sie sich zusätzlich noch Tips für
die individuelle Gestaltung Ihrer Fastenzeit holen.

Die Seele im Fasten

Beim Fasten bietet es sich geradezu an, sich mit seiner Seele zu beschäftigen, Gefühle und Stimmungen während dieser Zeit ganz bewußt wahrzunehmen und sich einmal mit dem auseinanderzusetzen, was wir normalerweise durch Essen zudecken. Das ist eine gute Chance für Menschen, die aus Frust essen, ihre »echten« Bedürfnisse zu erkennen. Denn durch den Entzug der Materie, also der Nahrung, kommt der Mensch wieder besser in Kontakt mit seinen seelischen Bereichen.

Unsere Seele drückt sich in Bildern und Symbolen, in Träumen und in unserer Phantasie aus. So ist beim Fasten zu beobachten, daß wir uns an unsere Träume leichter erinnern, sie sind oft intensiver und klarer. Träume sind Urbilder der Seele, die sich in einer Symbolsprache äußern, zu der wir heute den Zugang nicht mehr haben. Daher beachten wir diese Informationen nicht oder betrachten sie sogar als Unsinn. Wenn wir die Sprache der Seele wieder verstehen lernen, können wir daraus viele Erkenntnisse über unser Leben, Handeln und Tun gewinnen, und wir bekommen auch wieder mehr Vertrauen in unsere Intuition, in unser »inneres Geführtwerden«.

Alle Menschen träumen und haben innere Bilder und damit einen Zugang zu ihrem inneren Wissen, der durch das Fasten erleichtert wird. Wer kennt nicht den Spruch: »Essen und Trinken hält Leib und Seele zusammen.« In diesem Ausspruch ist schon das Wissen enthalten, daß sich durch Nichtessen die Seele leichter offenbart.

So beobachten wir beim Fastenden, daß die Fähigkeit, sich zu entspannen, zunimmt. Eine gewisse »Selbst«-distanzierung macht es einfach, sich in inneren Bildern und Gefühlen wahrzunehmen. Verdrängte, ins Unbewußte abgesunkene

Probleme, Ängste, Wünsche und Sehnsüchte können aus einer anderen Perspektive heraus betrachtet und beurteilt werden, was häufig zu Problemlösungen führt.

Auch die Intuition wird geschult, und das Vertrauen in das »Selbst« (Selbstvertrauen) wird gestärkt. Wer hat nicht schon oft den Ausspruch getan: »Ach, hätte ich mich bloß auf mein Gefühl verlassen« oder »Hätte ich doch meinem ersten Eindruck geglaubt und mich nicht auf andere verlassen«. Auch Erfahrungen mit außergewöhnlichen Bewußtseins- und Gefühlszuständen werden beim Fasten häufig gemacht. Das Gefühlsleben ist aufgelockert, blockierte Emotionen, wie angestaute Traurigkeit, Ärger oder Wut können gelöst und Gefühle der Freude und Liebe gespürt werden. Die Seele kann sich reinigen.

Psychotherapeutische Begleitung im Fasten
Wer Fasten nicht nur als Reinigung des Körpers, sondern auch der Seele versteht, für den wäre Fasten in einer Selbsterfahrungsgruppe unter psychotherapeutischer Begleitung, abseits von Hektik, Streß und in schöner Umgebung, genau das richtige. In einer solchen Gruppe wird Fasten verbunden mit Meditation, Phantasiereisen, Tiefenentspannung und Atemerfahrung. Außerdem werden Einzel- und Gruppenübungen aus den verschiedensten Richtungen der Psychotherapie angeboten. Voraussetzung für die Teilnahme an einer solchen Gruppe ist neben der körperlichen Gesundheit eine gewisse seelische Stabilität. Sie ist nicht geeignet für Menschen, die zum Beispiel Psychopharmaka einnehmen müssen.

Viele meiner Fastenden haben mir – häufig sogar noch nach einem Jahr – geschrieben und berichtet, wieviel Kraft sie aus so einer Fastenwoche geschöpft haben und wie lange sie davon zehren konnten.

Da das Fasten ein Loslassen ist, das die Gefühls- und Seelenebene betrifft, wird es auch in der esoterischen Psychotherapie, insbesondere in der Reinkarnationstherapie, bei Bedarf eingesetzt, um die Erlebnisse zu intensivieren. Fasten in Verbindung mit Psychotherapie hat eine besonders tiefgreifende klärende Wirkung auf die Seele und damit auf das Leben.

Psychotherapie bedeutet nach C. G. Jung Behandlung der Seele durch Erforschung des Unbewußten. Leider wird sie noch viel zuwenig mit dem Ziel genutzt, sein Bewußtsein zu erweitern, sich selbst zu erkennen und seine Möglichkeiten zu entfalten. Schade, daß bei vielen Menschen immer noch die Meinung herrscht, man müsse erst krank werden, um die Berechtigung für eine Therapie zu erhalten. Das sind oft Menschen, die sich als nicht genügend »wertvoll« betrachten. »Therapie ist zu wertvoll, um nur den Kranken vorbehalten zu sein« (Erving Polster).

Die Bedürfnisse des Menschen
Bei vielen Menschen beginnt der Selbsterkenntnis- und Selbstverwirklichungsprozeß durch eine Ernährungsumstellung oder eine Fastenerfahrung.

Bewußtes Fasten heißt, sich auch auf seine Lebensthemen und Ziele zu besinnen. Damit lassen sich auch wieder die verschütteten Fähigkeiten und Bedürfnisse entdecken, was sich der amerikanische Psychologe und Motivationsforscher Abraham Maslow zum Thema gemacht hat. Er beschäftigte sich mit den ureigensten Anliegen des Menschen und versuchte herauszufinden, welche Kraft einen Menschen dazu treibt, dieses oder jenes zu tun, und welche Mechanismen ihn daran hindern. In seiner Motivationstheorie hat er die Rangordnung der menschlichen Bedürfnisse festgelegt. Dabei fand er heraus, daß ein Streben nach dem nächsthöheren Bedürfnis eintritt, sobald – und mag es auch nur vorübergehend sein – die Grundbedürfnisse auf der untersten Ebene gedeckt sind.

Die Maslowsche Bedürfnispyramide (vgl. Abbildung Seite 33) erscheint mir geeignet, um auf einfache Weise die zunächst als vielschichtig vermuteten Probleme der Menschen darzustellen und mit den Erfahrungen aus meiner psychotherapeutischen Arbeit zu ergänzen.

Auf der untersten Stufe der Pyramide befinden sich unsere Grundbedürfnisse wie Essen, Trinken, Schlafen, Bewegungsfreiheit, Kleidung und Wohnung etc. Wir denken über diese Bedürfnisse wenig nach, solange sie befriedigt sind. Wird aber jemand an dieser Befriedigung gehindert, dann wird das Bedürfnis für ihn ganz wichtig. Zum Beispiel wird eine Mutter, die die ganze Nacht über wach blieb, weil ihr krankes Kleinkind sie vom Schlafen abhielt, ihr Bedürfnis nach dem Kauf eines neuen Kleids vorerst zurückstellen und sich nichts sehnlicher wünschen, als erst mal zu schlafen. Hat sie ausgeschlafen, wurde ihr Bedürfnis erfüllt, hat sie wieder Interesse an einem neuen Kleid.

Sobald wir unsere körperlichen und materiellen Grundbedürfnisse gedeckt haben, wird für uns die zweite Stufe der Bedürfnispyramide wichtig, nämlich das Bedürfnis nach Sicherheit und Geborgenheit. Mit diesem Bedürfnis wollen wir uns unsere Besitzstände erhalten. Wir befriedigen es, indem wir beispielsweise den Hausrat versichern und uns schon während des Berufslebens Sicherheit fürs Alter schaffen wollen. Natürlich möchten wir uns auch die Gesundheit erhalten, und das ist für viele Motivation, sich für Ernährungsfragen und Fasten zu interessieren oder durch tägliches Joggen fit zu bleiben. Das Sicherheitsbedürfnis ist je nach Charakter, Erziehung und Alter bei einigen Menschen stark, bei anderen schwach ausgeprägt. Es wird uns als Problem bewußt, wenn wir Geld verlieren oder krank werden.

Ist das Sicherheitsbedürfnis zu stark ausgeprägt, kann es aber auch zum Problem werden, wenn wir keinerlei Risikobereitschaft mehr zeigen und daher in unzufriedenen Lebenssituationen länger verharren, als es für unser seelisches Befinden zuträglich ist.

Ebenfalls auf der zweiten Stufe befindet sich unser Bedürfnis nach Geborgenheit. Wir wollen in Sicherheit und in Harmonie mit der Familie und unserer Umgebung leben. Auch das kann zu Problemen führen. So sind manche Menschen bereit, sich in Partnerschaften zu stark anzupassen und sich selbst aufzugeben. Meist werden sie dann vom Schicksal gezwungen, im Alleinsein wieder zu sich selbst zu finden.

Sind unser Sicherheitsbedürfnis und Geborgenheitsgefühl aber befriedigt, dann spüren wir oft eine Empfindung wie: »Das kann doch nicht alles gewesen sein« und ein Streben nach gesellschaftlicher Anerkennung, d. h. nach Befriedigung des Zugehörigkeitsgefühls.

Auf der dritten Stufe finden wir den Wunsch nach dem »Dazugehören«, von einer Gruppe akzeptiert und angenommen zu werden. Immer schon schlossen Menschen sich in Gruppen zusammen, folgten dem »Herdentrieb« und Mustern der Hierarchie, der Ordnung und Unterordnung. Auch Personen mit einer revolutionären Haltung, die von der konservativen Gesellschaft nicht sonderlich geschätzt werden, schließen sich zu Gruppen zusammen, um so ihr Bedürfnis nach Zugehörigkeit erfüllen zu können. Ihr weiterer Entwicklungsschritt wäre zudem die nächsten Stufe, nämlich zu lernen, sich selbst zu achten.

Auf der vierten Stufe der Rangordnung steht das Bedürfnis nach Achtung: Anerkennung durch andere und Selbstachtung. Zunächst äußert sich dies als Wunsch, mit seinen Fähigkeiten von anderen Menschen anerkannt zu werden, zum Beispiel vom Partner, vom Abteilungsleiter oder Chef, von Vater oder Mutter etc. In unserer Gesellschaft ist es üblich, zu kritisieren und Fehler zu suchen, anstatt das zu sehen, was gut gemacht wurde, und dafür Anerkennung und Lob auszusprechen. Dies wäre eine gute Voraussetzung, um sich selbst anzuerkennen und sich dann aus der Abhängigkeit von anderen ein Stück weit herauszuentwickeln.

An der Spitze der Bedürfnispyramide steht der Wunsch nach Selbstverwirklichung, der nicht von außen zufriedengestellt werden kann, sondern ein inneres Gefühl der Zufriedenheit und des Glücks ist, das darauf beruht, all das zu leben, wozu man fähig ist, also seine Möglichkeiten immer wieder auszuschöpfen. Dieser innere Wachstums- und Reifungsprozeß erstreckt sich über den Zeitraum eines ganzen Lebens.

Zu diesem Bedürfnis gehört auch der Wunsch nach Erkenntnis, nach Wissen und Verstehen der großen Lebenszusammenhänge, um die Welt zu begreifen.

> »Alle Dinge finden sich in uns.
> Es gibt keine größere Freude,
> als mit Aufrichtigkeit in sich einzukehren.«
>
> Mengdse (374–289 v. Chr.)

Einheit (Ursprung und Ziel)

SELBST-
VERWIRK-
LICHUNG

4. ACHTUNG

Selbstachtung –
sich zu akzeptieren
von anderen
anerkannt zu werden

3. ZUGEHÖRIGKEITSGEFÜHL

von der menschlichen
Gesellschaft angenommen
zu werden
Zugehörigkeit zu einer Gruppe

2. SICHERHEITS- UND
GEBORGENHEITSGEFÜHL

Körperliche Sicherheit   Geborgenheit im Ver-
Frei von Leid   halten, Anpassung

1. PHYSIOLOGISCHE FAKTOREN

Grundbedürfnisse
wie Nahrung, Schlaf, Kleidung, Wohnung

Pol   Pol

Übertragen wir diese Bedürfnispyramide nicht nur auf den einzelnen Menschen, sondern auf die gesamte Bevölkerung, dann sehen wir, daß wir uns in Deutschland bereits auf den höheren Stufen der Entwicklung befinden. Hierbei ist der Begriff »höher« nicht als Wertung zu sehen. Wir haben unsere Kühlschränke voll, und wir müssen uns keine Gedanken darüber machen, ob wir morgen etwas zu essen haben. So dürfen wir dankbar sein, jetzt die Chance zu haben, unser Bewußtsein zu entwickeln. In der Dritten Welt interessieren sich wahrscheinlich nur wenige Menschen für ein geistiges und spirituelles Wachstum, für sie ist die Frage wichtig: »Woher bekomme ich morgen das Essen für mich und meine Familie?«

Maslow hat zur Darstellung seiner Motivationstheorie die Pyramidenform gewählt. Setzen wir an den obersten Punkt das Wort Einheit, Ursprung und Ziel oder Gott und an das untere Ende die Worte Polarität oder Welt der Gegensätze, kann man auch mit dieser Darstellung den Entwicklungsweg des Menschen beschreiben. So kommt der Mensch aus der Einheit, einem paradiesischen Zustand (vergleichbar mit dem Zustand im Mutterleib), stürzt dann aus dem Paradies in die Welt der Gegensätze (vergleichbar mit der Geburt), verwickelt sich, um sich im Laufe seines Erdendaseins zu entwickeln. Entwickeln heißt, sich immer wieder von Verstrickungen zu befreien, Bewußtheit zu erlangen, sich selbst zu erkennen und zwischen Gut und Böse unterscheiden zu lernen. Über diesen Sinn des Erdendaseins sind sich die Philosophen und Religionen in ihren Betrachtungsweisen im Kern einig.

Häufig besinnt sich der Mensch erst auf seinen Entwicklungsweg, wenn er die Midlife-crisis erlebt. Die Fragen »Wer bin ich?« und »Was will ich?« bringen ihn zu seinem inneren Wachstums- und Reifungsprozeß und führen auf den Weg zur Selbstverwirklichung bis hin zum Ursprung, der Suche nach Gott.

Das Streben des Menschen dient letztlich dazu, sich selbst zu erkennen und Vollkommenheit zu erlangen. Wer mit dem Reinkarnationsgedanken vertraut ist, weiß, daß dafür ein Leben nicht ausreicht, sondern daß wir dafür meist viele Leben benötigen.

Aber gerade dieses ureigenste Bedürfnis nach Selbsterkenntnis und Vollkommenheit muß bei vielen Menschen wiederholt an die Türe klopfen, um gehört und verstanden zu werden, und oft muß uns das Schicksal durch Krankheit, Trennung, Hemmungen in privater oder beruflicher Hinsicht auf den Weg bringen. Das Schicksal, das über uns hereinbricht, ist in Wirklichkeit ein Katalysator zur Weiterentwicklung der Seele.

Das Verständnis für Leid und Schicksal bestimmt, ob wir dem Unglück etwas Positives abgewinnen können oder nicht. Unsere Sichtweise und Einstellung entscheidet, ob wir glücklich sind oder nicht.

Mihaly Csikszentmihalyi, der in seinem Buch »Flow. Das Geheimnis des Glücks« in jahrzehntelanger Forschung die positiven Aspekte menschlicher Erfahrungen zusammentrug, beschreibt Freude, Kreativität und den Prozeß des vollständigen Einsseins mit dem Leben als Glück und nennt diesen Zustand »flow«: »Was den Menschen wirklich befriedigt, ist nicht schlank oder reich zu sein, sondern sich im eigenen Leben wohl zu fühlen. Als ›flow‹ beschreiben Menschen ihren Zustand in Augenblicken, wenn das Bewußtsein harmonisch geordnet ist und sie etwas um der Sache selbst willen tun. Freude, an allem was man tut, zu empfinden, kann die Hindernisse auf dem Weg zu einem erfüllten Leben überwinden.«

So geht er in seinem Buch auch auf die Wurzeln von Unzufriedenheit ein, beschreibt, daß das Universum nicht geschaffen wurde, damit sich die Menschen wohl fühlen und glücklich sind, sondern daß Glück eine Folge des persönlichen Handelns eines Menschen ist. Durch Untersuchung seiner Erfahrungen kann jeder Mensch diejenigen herausfinden, die ihn weiterbringen und bei ihm ein Gefühl von Befriedigung oder Glück auslösen. Dazu notwendig sind Aufmerksamkeit, Ziel- und Sinnfindung. Psychotherapie kann dabei eine Hilfe sein.

Wer Fasten nicht mit einer Psychotherapie verbinden kann oder will, aber dennoch zu mehr geistiger und seelischer Klarheit kommen möchte, für den ist es wichtig, in Abgeschiedenheit vom Alltag zu fasten. Dazu bieten sich Klöster an, Fasten- und Selbsterfahrungsseminare in schöner Umgebung, Seminare, die Fasten mit Meditationen, Kontemplation, Schweigen oder anderen geistigen und seelischen Übungen verbinden.

Eine weitere Möglichkeit, Fasten bewußt zu erleben, bieten Fastenseminare, in denen Entspannungsübungen und ausgleichende Verfahren wie zum Beispiel Yoga angeboten werden.

Bewußt fasten im Alltag
Aber auch im Alltag und im Beruf läßt sich fasten. In meinen Fastenkursen erlebe ich, daß die Teilnehmer dem Körper nun wieder mehr Aufmerksamkeit schenken, sein Verhalten und seine Reaktionen während des Fastens genau beobachten und ein neues Körperbewußtsein bekommen. Nach der Fastenzeit ißt man viel bewußter und besinnt sich auch mehr auf ökologische Zusammenhänge. Dieser Bewußtwerdungsprozeß geht weiter bis hin zur Auseinandersetzung mit den seelischen Bereichen und der damit verbundenen Persönlichkeitsentwicklung.

Dazu ein Beispiel:
Eine Frau, damals 48 Jahre alt, fastete vor neun Jahren zum ersten Mal. Sie hatte neben rheumatischen Beschwer-

den noch Migräne, Nieren- und Wechseljahrsbeschwerden.
Ihr Arzt stimmte der Fastenkur zu . Mit ca. 18 kg Übergewicht kam sie in die Fastengruppe. Durch die Gewichtsabnahme motiviert, war sie sehr offen für meine Ernährungsratschläge nach dem Fasten, konnte sich aber anfangs
überhaupt nicht vorstellen, ihren Konsum an Fleisch und
Wurst zu reduzieren, da sie ja auch selbst einen landwirt-
schaftlichen Betrieb mit Schweinezucht hatte. Ihre
Ernährung stellte sie nach dem Fasten dann doch etwas um
und aß mehr Gemüse und Obst. Da sie gut abgenommen
hatte und ihr Lieblingskostüm wieder paßte, wurde sie ehr-
geizig, und so kam sie nach zehn Monaten wieder in einen
meiner Fastenkurse und brachte ihre Nachbarin mit. Nach
jedem Kurs in den folgenden Jahren änderte sie etwas in
ihren Ernährungs- und Lebensgewohnheiten. Auch ihre Gesundheit verbesserte sich, ihre rheumatischen Beschwerden
waren schon nach dem ersten Fasten deutlich besser. Heute
ist sie fast 58 Jahre alt und sagt, sie fühle sich heute gesünder als mit 45 Jahren. Ihre Blutwerte sind sehr gut. Auch
die Wechseljahrsbeschwerden und Migräne waren nach ein
paar Fastenkursen verschwunden. Sie fastet heute ein- bis
zweimal im Jahr für ca. zehn Tage und fühlt sich gut dabei.
Sie ißt immer mehr vegetarisch, trotz Viehzucht, weil sie
einfach keine Lust mehr auf Fleisch hat, und ihr Interesse
für gesunde Ernährung ist gewachsen. Mittlerweile sam-
melt sie Rezepte über gesundheitsfördernde Hausmittel
und kennt sich gut in der Zubereitung von Tees aus. Sie ist
stolz auf ihre fleischlosen Rezepte und ihren Gemüse- und
Kräutergarten.

Am meisten fasziniert mich die Wirkung einer Fastenkur auf
ungesunde Ernährungsgewohnheiten. So stellt man oft nach
dem Fasten fest, daß einem gar nichts mehr an Fleisch oder
an Süßigkeiten liegt. Man kann darauf verzichten. Es ist
dann aber keine qualvolle Askese, sondern diese Nahrungs-

mittel sind einfach nicht mehr nötig. Dieser Effekt kann mit einer Ernährungserziehung meines Erachtens nicht so wirksam erreicht werden. Denn das spielt sich nur im »Kopf« ab und geht nicht so tief. Es ist derselbe Unterschied, der zwischen dem Wissen und der Erfahrung liegt. Wissen wird leicht wieder vergessen, aber eine Erfahrung verankert sich im Bewußtsein und in der Seele.

Dieses Beispiel ist kein Einzelfall. Was auch immer zunächst die Motivation für das Fasten sein mag – sei es der Wunsch, an Gewicht abzunehmen oder den Körper zu entgiften, Krankheiten vorzubeugen, zu lindern oder auszuheilen, sich einfach in Disziplin zu üben oder zu geistiger und seelischer Klarheit zu kommen oder Fasten einfach nur ausprobieren zu wollen –

- das Fasten erfaßt immer den ganzen Menschen und bringt ihm genau die Erfahrungen, die für ihn im Augenblick richtig und notwendig sind!
- Beim Fasten verändert sich die Einstellung zum eigenen Körper, was besonders im Krankheitsfall positive Auswirkungen haben kann. Die eigene Erkrankung wird dann oft aus einer anderen Perspektive betrachtet, und ein Lernprozeß wird ausgelöst, die Krankheit als Chance zu begreifen.

Krankheit als Chance zur Bewußtseinsentwicklung

Mit den folgenden Ausführungen möchte ich Ihnen einen Einblick in eine Sichtweise von Krankheit und Leid geben, die herausführt aus Ohnmacht und zunehmender Hilflosigkeit. Dieser Weg zeigt Möglichkeiten auf, wie wir wieder mehr Vertrauen in eine höhere Ordnung und in das »inneren Geführtwerden« bekommen und bereit werden, mehr Selbstverantwortung zu übernehmen.

Gerade für das heilende Fasten sind Impulse, die eine neue Einstellung zur eigenen Krankheit fördern, äußerst wichtig. Sie beeinflussen den Heilungsprozeß wesentlich.

Eine Einführung in das »analoge Betrachten« und in die Lehre der Urprinzipien, die als Grundlage einer psychologisch medizinisch orientierten Astrologie dienen, finden Sie am Schluß dieses Kapitels. Mit dieser Hilfsmethode lassen sich die Botschaften unserer Seele, nämlich die inneren Bilder, Symbole und Symptome, entschlüsseln.

Die heutige Einstellung zu Krankheit und Leid

Das in den letzten Jahren verstärkte Bemühen, die Aufklärung und Werbung verschiedener Institutionen über gesundheitsschädliche Lebensweisen, die vielen Vorschläge, die zur Erhaltung der Gesundheit und für ein langes Leben gegeben werden, sind einerseits sehr zu begrüßen und absolut notwendig. Aber auf der anderen Seite wird dadurch suggeriert, daß »Krankheit« in einem fortwährenden perfekten glücklichen Leben nichts zu suchen hat. Krankheit ist etwas »Negatives«, wird als genetischer Fehler gesehen, den es zu beseitigen gilt. Diese Sichtweise hat zur Folge, daß wir Schwäche und Leid immer weniger zulassen können. Wir fühlen uns dann in solchen Situationen zunehmend hoffnungslos und deprimiert, und damit fehlt uns oftmals die Kraft zur Daseinsbewältigung.

Von der Ursachensuche zum Sinn der Krankheit

»Alle Krankheiten sind seelisch bedingt.« Vielleicht geht es Ihnen mit diesem Satz so ähnlich wie mir vor einigen Jahren: In mir erhob sich ein kräftiger Widerspruch, denn täglich habe ich in meiner Praxis mit den Ursachen von Krankheiten zu tun, die auf eine ungesunde Ernährungs- und Lebensweise zurückzuführen sind. Jedoch die weitere Beschäftigung mit den Krankheitsursachen brachte mich zu meiner heutigen Auffassung, daß jede Krankheit ihren Ursprung im seelisch-geistigen Bereich hat.

An dieser Stelle ist es wichtig vorauszuschicken, daß ich zwar der Überzeugung bin, der Ursprung der verschiedenen Krankheitsbilder sei seelisch bedingt, daraus aber nicht notwendigerweise folgere, daß sie nur auf der Seelenebene behandelt werden können und sollen. Ein gebrochenes Bein muß in Gips und eine akute Blinddarmentzündung operiert werden. In meiner Praxis ist es auch noch nie vorgekommen, daß jemand die seelischen Ursachen eines Schnupfens erarbeitet hat. Dennoch lohnt es sich, bei schweren oder chronischen Erkrankungen die Seelenebene aufzusuchen. Verständlicherweise erwarten Menschen, die die seelischen Hintergründe ihrer Krankheit erkennen, daß die Symptome dann gleich verschwinden. Zunächst ist es aber erforderlich, die Krankheit nicht mehr als Feind anzusehen, der unbedingt bekämpft werden muß, sondern ihre Botschaft wahrzunehmen. Nicht selten ist es der Fall, daß am Ende dieses Erkenntnisprozesses eine tiefe Dankbarkeit für die Krankheit oder das Schicksal empfunden wird, zeigte sie doch auf, was dem Patienten im Leben wirklich fehlte.

Aber natürlich gilt auch hier »Vorbeugung ist besser als Heilen«, und ich sehe heute Gesundheitsprävention nicht alleine darin, sich gesund zu ernähren, Sport zu treiben oder Vitamine einzunehmen, sondern auch darin, sich Konflikte rechtzeitig bewußt zu machen, Gefühle nicht zu unterdrücken und die Seele für Krisenzeiten zu stärken.

Die Frage nach den Krankheitsursachen beschäftigte mich natürlich schon berufsbedingt länger. In der Ausarbeitung verschiedener Vortragskonzepte, vorwiegend mit den Themen gesunde Ernährung zur Vorbeugung von Herz- und Kreislauferkrankungen, Allergien oder zur Stärkung des Immunsystems usw., beschrieb ich sämtliche Ursachen, die über diese speziellen Krankheitsbilder bekannt waren, um die entsprechenden Möglichkeiten der Vorbeugung darauf abzustimmen oder Fasten als Prävention vorzuschlagen.

Nachdem ich einige Vorträge zusammengestellt hatte, stellte ich fest, daß die Ursachen bei all den verschiedenen Krankheitsbildern gleich sind und entweder einzelne oder auch mehrere Faktoren (siehe dazu Aufstellung) bei den Kranken immer zu finden waren. Ich konnte bei jedem Vortrag dieselbe Overheadfolie für die Ursachenauflistung verwenden und brauchte nur den Namen des jeweiligen Krankheitsbildes zu ändern.

Die Ursachen für ...-Krankheit sind:

- erbliche Disposition
- schwache körperliche Konstitution
- seelische Belastung (Trauer, Einsamkeit, Ärger, finanzielle Beschränkungen)
- verdrängte Gefühle wie Wut und Traurigkeit
- Konflikte, Entscheidungsunfähigkeit
- Streß und zu wenig Entspannung
- falsche Lebensweise (zum Beispiel Rauchen, zu wenig Bewegung, zu hoher Alkoholkonsum)
- falsche Ernährungsgewohnheiten
- Störung der Darmgesundheit durch jahrelange Fehlernährung
- Medikamentenmißbrauch
- zu wenig Vitamine und Mineralstoffe
- Übergewicht
- Bakterien, Viren, Pilze,
- Erdstrahlen, Elektrosmog
- zu hohe Schadstoffbelastung durch Luftverschmutzung
- Schadstoffbelastung durch zu hohe chemische Belastung von Wohnräumen

Das machte mich nachdenklich: Wenn also die Ursachen verschiedenster Erkrankungen immer dieselben sind, was ist dann der ausschlaggebende Punkt, der bei einem Menschen eine Allergie hervorruft, bei einem anderen wiederum einen Herzinfarkt und beim dritten Rheuma? Es konnte also nur an der erblichen Disposition liegen. Manchmal ließ sich dies zwar beobachten, dennoch befriedigte mich diese Erklärung nicht. Es war aber auch nicht einzusehen, warum aus einer Familie mit vier Kindern gerade dieses eine Mädchen die Erkrankung vererbt bekam, während die anderen drei Kinder gesund waren. Je länger ich mich mit Fasten und gesunder Ernährung beschäftigte, desto öfter tauchten Fragen auf, die ich vorher beiseite geschoben oder bei denen ich mich mit einer oberflächlicheren Erklärung zufriedengegeben hatte:

- Wie ist es möglich, daß jemand sich denkbar schlecht ernährt, sehr viel raucht, zu viel trinkt und 97 Jahre wird? Im Gegensatz dazu stirbt jemand in jungen Jahren, der sehr »gesund gelebt« hatte.
- Weshalb bekommt ein Baby, dessen Mutter sich gesund ernährt hat und zudem ihr Kind lange stillte, Neurodermitis, während Babys gesund sind, deren Mütter sich weder um ihre noch besonders um die Gesundheit ihres Kindes gekümmert hatten?
- Wer kennt nicht die Ungerechtigkeit, daß manche Menschen viel essen können und trotzdem schlank bleiben, und bei manchen Menschen führt schon das Wenige, das sie essen, zu Speckpölsterchen.
- Was haben all diese Ungereimtheiten und Ungerechtigkeiten, die wirklich manchmal zum Himmel schreien, wohl für eine Bedeutung, für einen Sinn?

Diese Fragen, die auch oft in den Fastengruppen gestellt wurden, brachten mich dazu, mich mit den seelischen Hintergründen von Krankheitssymptomen zu beschäftigen.

Darin erkannte ich den Sinn von Krankheiten, und das führte mich zu meinem heutigen Verständnis von Krankheit und Heilung, der »Verstehenden Medizin« oder wie sie von Dr. Rüdiger Dahlke in seinem Buch »Krankheit als Sprache der Seele als »Deutende Medizin und Therapie« bezeichnet wird. Diese psychologisch-medizinisch ausgerichtete Therapie bringt den Patienten in Kontakt mit seinem Unbewußten, um im Durchleben seiner inneren Bilder die seelischen Ursachen seiner Krankheit oder seines Problems zu begreifen. In diesem Prozeß kann sich der Patient mit seinen Konflikten, Ängsten und Nöten auseinandersetzen, sie bewußt erleben und Lösungsmöglichkeiten finden. Diese neue medizinische Richtung wurde durch den Psychologen Thorwald Dethlefsen zu Beginn der 80er Jahre durch seine esoterisch-philosophische Betrachtungsweise in den Büchern »Schicksal als Chance« und »Krankheit als Weg« eingeleitet.

Heute beginnt die »Schulmedizin«, die auch »allopathische Medizin« genannt wird, sich dieser Betrachtungsweise zunehmend zu öffnen. Bisher stand in ihr das Bekämpfen des Symptoms im Vordergrund. Der Patient verlangt vom Arzt: »Nimm mir meinen Schmerz, ich brauche Tabletten, damit die Halsentzündung oder der Kopfschmerz verschwindet.« Ist der Patient schmerzfrei, freut er sich wieder und geht seiner Arbeit nach.

Das wäre gut so, wenn nicht Arzneimittel oft enorme Nebenwirkungen hätten, die die körpereigene Abwehr schwächen. Das Wegtherapieren eines Symptoms bedeutet nicht zwangsläufig, daß eine Heilung eingetreten ist, und so kommt es häufig vor, daß bald danach entweder das gleiche Symptom wieder auftritt oder eine andere Krankheit sich zeigt. Der Einsatz von einem Antibiotikum oder Cortison mag sicherlich notwendig und lebensrettend sein, man weiß aber heute, daß diese Arzneimittel zu oft und zu häufig verschrieben werden.

Die Schulmedizin hat in den letzten Jahren zweifellos Großartiges geleistet. Dennoch muß sie sich auch vorwerfen lassen, daß durch zunehmende Spezialisierung und Technisierung in den verschiedensten medizinischen Bereichen nur noch das krankmachende Virus oder der zu behandelnde Körperteil und nicht mehr der ganze Mensch gesehen wird. Der »alte« Hausarzt, der die ganze Familie mit ihren Problemen kennt und Zeit für den Patienten hat, wird immer seltener. Auch wird ein Arzt nicht ausreichend dafür bezahlt, sich die Sorgen und Nöte seiner Patienten anzuhören: Dafür gibt es ja wiederum Spezialisten, nämlich die Psychotherapeuten bzw. Psychologen. Der Aufgabenbereich des Arztes ist zu oft nur beschränkt auf die körperliche Diagnose und die Verabreichung der geeigneten Medikamente oder chirurgische Eingriffe.

Aus diesen Gründen wenden sich viele Menschen wieder mehr der Naturheilkunde zu. Die Naturheilkunde ging immer schon davon aus, daß der Körper sich selbst heilen kann, und fördert die körpereigenen Selbstheilungskräfte, zum Beispiel durch Pflanzenwirkstoffe, Homöopathie, Wärme- und Kältereize, Entgiftungsmaßnahmen, Eigenblutbehandlungen, Therapiemethoden aus der chinesische Medizin usw. Oft wird die Naturheilkunde allerdings erst in Anspruch genommen, wenn die schulmedizinische Behandlung nicht den gewünschten Erfolg gebracht hat.

Das Verhalten des Patienten in der Praxis des Naturheilkundigen hat sich meistens noch nicht in Richtung Selbstverantwortung verändert. Der Patient »gibt« nämlich dem Arzt oder Heilpraktiker seinen Körper und sagt: « Mach ihn wieder gesund.« Die Symptome sollen möglichst schnell verschwinden, denn man denkt nicht oder zuwenig darüber nach, welchen Sinn oder Zweck die Krankheit hat.

Sicherlich ist es traurig, wenn man hört oder mit ansieht, wie ein Kranker von Arzt zu Arzt, von Heilpraktiker zu Heilpraktiker, vom geistigen Heiler zum Seher usw. gehen muß, bis er erkennt, daß nur er »selbst« es ist, der sich helfen kann, indem er darauf achtet, auf welche ungelösten Lebensprobleme ihn die Krankheit aufmerksam machen möchte. Betrachtet man dann diesen Leidensweg nicht nur unter dem Aspekt des Mitleids, sondern als Weg zur Selbständigkeit und Persönlichkeitsentwicklung, wird man feststellen, daß bei all diesen notwendigen Stationen wichtige Erfahrungen gemacht wurden. An dieser Stelle ist es mir wichtig darauf hinzuweisen, daß es keine Therapieform gibt, die die allein richtige ist. Die Schulmedizin, die Naturheilkunde, die Deutende oder Verstehende Medizin haben alle ihre Mißerfolge und Erfolge, aber damit auch ihre Berechtigung.

Die Verstehende Medizin und die Naturheilkunde betrachten eine Krankheit nicht als isoliert ablaufendes Geschehen, denn nach ihrer Auffassung ist immer der ganze Mensch – Körper, Seele und Geist – betroffen. So sollte der Kranke immer in seiner Ganzheit wahrgenommen, verstanden und behandelt werden.

Der Mensch, ein Wesen aus Körper, Seele und Geist

Die wirklichen Krankheitsursachen finden sich jedoch nur im geistig-seelischen Bereich. Da der Mensch ein Wesen aus Körper, Seele und Geist ist, kann ein Körper alleine niemals krank werden, denn der Körper lebt und funktioniert nur durch die feinstofflichen Ebenen Seele und Geist. Sind sie nicht mehr im Körper anwesend, ist der Mensch tot. Dann haben wir nur noch eine leere Hülle vor uns liegen. Der Körper alleine kann also ohne Bewußtsein, ohne Informationen und Impulse aus Seele und Geist nichts tun. Die nicht sichtbaren Kräfte, Seele und Geist, werden gespeist aus dem Ursprung, der göttlichen Energie, die Leben und Handeln ausmachen. Das Bewußtsein enthält Informationen, die sich über den Körper ausdrücken und damit in die Sichtbarkeit gelangen.

Im Kasten auf Seite 47 sind die nicht sichtbaren Ebenen des Menschen dargestellt, die sich in den sichtbaren Körper inkarnieren. Das Wort »inkarnieren« bedeutet: »wieder Fleisch werden«. Dieses Modell zeigt als erstes den göttlichen Funken. Das ist eine rein geistige Energie. Sie ist die Quelle unseres Seins, mit der Idee unserer Persönlichkeit und dem Entwurf unseres Lebensplans. Dieser offenbart sich dann auf der Ebene von Seele und Geist und verwirklicht sich bei der Geburt im physischen Körper.

Die Geist- oder Mentalebene
Das ist einerseits unser Ich-Bewußtsein, der logische Verstand, das Denken und unsere Gedankenwelt.

In der tiefen Meditation haben wir andererseits in der Verbindung mit der Seelenebene (dem Unbewußten oder Kollektiv-Unbewußten nach C. G. Jung) einen Zugang zu den »höheren Bewußtseinsebenen«, oder dem »höheren Verstand«. Damit haben wir die Möglichkeit, durch die Erweiterung unseres Bewußtseins Antworten auf unsere Probleme zu finden und unserem »wahren« Wesen näherzukommen. Wenn wir davon sprechen, ob jemand einen kleinen oder großen Horizont hat, so meinen wir damit unsere Fähigkeiten zu einer Sichtweise, die entweder beschränkt ist auf einen kleinen Ausschnitt der Wirklichkeit oder groß ist, d. h., man nimmt sehr viel mehr wahr, hat einen weiten Blick, ähnlich wie bei einer Taschenlampe. Damit können wir einen großen Kreis erhellen und sichtbar machen, ihr Licht können wir aber auch so bündeln, daß nur ein kleiner Kreis beleuchtet wird und die weitere Umgebung im Dunkeln bleibt.

So liegt es an uns, ob wir unsere Wahrnehmung ausdehnen, also über den Verstand hinauslenken und mit den höhe-

Beschreibung der Geist-Seele-Ebenen, die im Körper des
Menschen wirken

Der göttliche Funke

ihm entspringt die Idee der Person und
(Aufgabenstellung in diesem Leben)

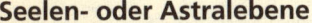

Geist- oder Mentalebene
Diese umfaßt in weiteren Bereichen:
Ich-Bewußtsein/Verstand
Höheres »Bewußtsein«
(in Verbindung mit der Seelenebene, dem
»Kollektiv-Bewußtsein« der Seele)

Seelen- oder Astralebene
Sie umfaßt in weiteren Bereichen
Persönliches Unbewußtes
(Engramm = Speicherung)
aller Reaktionen und Erfahrungen aus dem gesamten Leben,
des Lebens im Mutterleib und der frühren Inkarnationen.
Diese Erfahrungen beeinflussen unser Verhalten.
Kollektives Unbewußtes
(= gemeinsames Bewußtsein der ganzen Menschheit)
steht in Verbindung mit der Geistebene »Höheres Bewußtsein«

Körper
Physischer Körper, die Summe der chemischen Teilchen, die wir
als Materie wahrnehmen.
Äther»körper«, das ätherische Doppel – auch Energie»körper«
(Lichtenergie in den Zellen, Meridiane, Chakren).
Der Äther»körper« ist Kanal für Lebensenergie und Bindeglied
zwischen dem physikalischen Gehirn und den
Bewußtseinszentren (Chakren) und der inneren feinstofflichen
Ebenen (Geist und Seele).
Der Äther- oder Energie»körper« ist Ansatzpunkt für
Akupunktur, Homöopathie etc.

ren Bewußtseinsebenen in Kontakt kommen. Das Fasten unterstützt diesen Prozeß.

Die Seelen- oder Astralebene
Sie spüren und erleben wir im Wahrnehmen unserer Gefühle, Triebe, Instinkte, Intuitionen und Reaktionen. Die Geistesebene ist mehr die »Verstandes- und Wissensebene«, die Seelenebene ist die Erfahrungsebene. Alles was der Mensch erfahren hat, seine Wahrnehmung aus der Kindheit, aus der Embryonalzeit und die gesamten Erlebnisse aus früheren Inkarnationen, dies alles ist in der Seele im Unbewußten gespeichert. Im Traum oder durch Meditation und Trance haben wir einen Zugang zu den inneren Bildern des Unbewußten oder des »Kollektiv-Unbewußten«. Seele und Geist sind unsterblich. Sie inkarnieren sich mit all den Erfahrungen zusammen immer wieder in einen fleischlichen Körper, bringen damit auch Lernaufgaben aus früheren Leben mit. Da eben dieser Seelenspeicher nicht leer ist, können wir bei bestimmten Situationen auf diese Erfahrungen zurückgreifen, ähnlich wie wir im Computer eine bestimmte Information abrufen können. So ist es deshalb möglich, daß Menschen in einer plötzlich auftretenden Notsituation intuitiv richtig handeln, über sich hinauswachsen und Verhaltensweisen zeigen, die sie sich vorher nicht zugetraut hätten. Dabei erinnern wir uns sowohl an frühere Fähigkeiten als auch an die traumatischen Geschehnisse. Sie werden meist durch ähnliche Erlebnisse im täglichen Leben aktiviert und lösen dementsprechende Reaktionen aus.

Unsere Vorlieben und Abneigungen haben also hier ihren Ursprung. Dieser Speicher ist geladen mit verschiedenen Energien, Gefühlen und Gedanken von Schuld, Ängsten, Sorgen, Sehnsüchten, Aufregungen und Enttäuschungen, mit denen wir dann im Leben fertig werden müssen. Im Fasten ist der Mensch sensibler, und so können diese gespeicherten

Gefühle besser wahrgenommen werden. Eine psychotherapeutische Begleitung unterstützt diesen Prozeß, so daß eine
Reinigung und Klärung stattfindet.

Unsere Gefühle und Emotionen haben den stärksten Einfluß auf unser Leben. Der Verstand kann nicht auf Dauer unser Gefühlsleben kontrollieren. So ist es nicht möglich, zum
Beispiel das Grundgefühl der Traurigkeit durch positives
Denken wegzubekommen. Wir können natürlich bestimmte
Verhaltensweisen einüben, um die Traurigkeit nicht zu zeigen. Damit unterdrücken wir aber dieses Gefühl, das letztendlich in eine Krankheit oder Depression führen kann. Ein
melancholisch veranlagter Mensch wird kein Sanguiniker
werden.

Der physische Körper
Seele und Geist drücken sich mit ihrer Persönlichkeitsstruktur im physischen Körper aus. Ein geschulter Therapeut kann
beim Betrachten des physischen Körpers auf die Seele
schließen. Das schwammige, wasserreiche Gewebe eines
Menschen läßt auf eine sehr gefühlvolle, überaus verletzba-
re Seele schließen. Hinter einem hageren, knochigen Körper
ist meist ein eher distanziertes, mißtrauisches Seelenleben zu
vermuten.

Der physische Körper ist vom feinstofflichen Äther»körper« umgeben, der zum einen Kanal für Seele und Geist ist,
und andererseits als Bindeglied zwischen den Chakren und
Energiebahnen und dem physischen Körper dient. Diese
Energiebahnen haben die Chinesen vor nahezu 3000 Jahren
bereits aufgezeichnet. Sie sind die Ansatzpunkte für Akupunktur, Homöopathie, Fußreflexzonenmassage und wirken
damit auf die inneren physischen Organe des fleischlichen
Körpers.

Das Symptom als Signal und Botschaft

Die Persönlichkeitsstruktur und das Lebensmuster eines Menschen sind also immer zuerst auf der Ebene von Geist und Seele vorhanden, und genauso finden wir hier auch das Muster, das sich im Körper des Menschen als Krankheit oder, richtig ausgedrückt, als Symptom zeigt. Es sind also unser Unbewußtes und die Art, wie wir mit diesem Muster umgehen oder bisher damit umgegangen sind, die uns krank werden lassen und die sich dann im Körper als Symptom durch Husten, Schnupfen, Schmerzen, Hautausschlag, Blähungen etc. ausdrücken. Eigentlich müßten wird immer von Symptomen sprechen, denn der Begriff »Krankheit« beschreibt eine Zustandsform, nämlich »ich fühle mich krank«.

Beim Fasten ist eindrucksvoll zu beobachten, wie seelische Muster und Gefühle in Bewegung geraten, wenn sich Schlackenstoffe im Organismus lösen bzw. ein Heilprozeß von körperlichen Symptomen beginnt. So mancher Fastende konnte feststellen, daß sich seine Übelkeit oder langanhaltende Blähungen erst dann verbesserten, wenn er sich die seelische Energie dafür bewußt machte.

Wenn wir den Begriff Krankheit richtig fassen und gebrauchen wollen, ist dies einfacher, wenn wir wissen, was Gesundheit ist.

■ Nach der allgemeinen Definition, die auch die Weltgesundheitsorganisation gibt, kann von Gesundheit dann gesprochen werden, wenn Körper, Seele und Geist in Harmonie sind.

■ Krankheit ist demnach der Verlust dieses Gleichgewichts und damit ein Zustand, der darauf hinweist, daß etwas fehlt, was die Harmonie wieder herstellen könnte. Was also dem Kranken fehlt, ist Bewußtheit darüber, was er benötigt, um die Harmonie wiederzuerlangen.

■ Will man noch tiefer über den Begriff der Krankheit philosophieren, so kommt man zu dem Schluß, daß letztendlich der Mensch immer krank im Sinne von »unheil« ist, seit er aus dem Paradies in die Welt der Gegensätze getreten ist, da ihm zur »Ganzheit« stets etwas fehlen wird.

Im täglichen Sprachgebrauch ist es aber üblich, von Krankheiten zu sprechen, indem Symptome aufgezählt werden, wie Migräne, Angina, Masern etc. Die Beschreibungen wiederum sind allerdings sehr wichtig, denn gerade sie liefern uns die ersten Informationen, was dem Kranken tatsächlich fehlt. Wenn jemand zum Arzt oder Heilpraktiker geht und sagt: »ich bin krank«, so kann der Behandler mit dieser Aussage wenig anfangen. Der Behandler braucht die Information des Patienten, und dieser muß ihm seine Symptome möglichst genau schildern. Jetzt kann die Diagnose gestellt werden und die Behandlung auf der Körperebene erfolgen.

Der ganzheitsmedizinische denkende Behandler wird die Aufmerksamkeit darauf legen, wie jemand das Symptom schildert. Er wird hinhören, welche Umschreibungen und Worte der Patient dafür gebraucht, und er wird dabei auch auf sein Verhalten achten. Aus der Symbolik der Symptome kennt er die seelischen Hintergründe und kann seine Behandlung nach Bedarf ergänzen. Er kann dem Patienten die durch das Symptom verschlüsselte Botschaft zugänglich machen und ihn in die Auseinandersetzung mit sich und seiner Krankheit bringen und so einen Bewußtwerdungsprozeß in Gang setzen. Das Symptom ist also zum einen ein Hinweis, daß etwas fehlt, und zum anderen enthält es bereits die Information, die auf den Konfliktbereich des Kranken aufmerksam machen will, den er sonst in seinem Leben und seinem Verhalten nicht sehen will oder meint, ihn umgehen zu können.

Wir kennen viele seelische Probleme, die den Menschen krank machen, die ich zusammenfassend mit der Beschrei-

bung der menschlichen Bedürfnisse kurz aufgezeigt habe
und im nachfolgenden Kapitel über das Polaritätsgesetz weiter beschreiben werde. Daraus wird ein weiterer Grund er-
sichtlich, warum der Mensch krank wird: er lebt im Spannungsfeld der Polaritäten. Hierdurch ergeben sich Konflikte,
die entweder nicht bewußt wahrgenommen oder verdrängt
werden. Die ungelösten Probleme erzeugen Gefühle der
Wut, Ohnmacht, Enttäuschung, oder sie machen uns traurig.
Da wir es aufgrund unserer Erziehung und dem gesell-
schaftlichen Normenverhalten nicht leicht haben, unsere Gefühle zu zeigen und zu leben, unterdrücken wir oft unsere
Wut oder Traurigkeit. Die gestauten Gefühle, gepaart mit
Hoffnungslosigkeit, Ängsten, Ärger und Vereinsamung, rauben schließlich die Widerstands- und Tatkraft und führen im
weiteren Verlauf zu den verschiedensten Krankheitsbildern.
Machen wir uns diese Mechanismen klar, so wird an dieser
Stelle wiederum deutlich, weshalb vom heilenden Fasten nur
dann gesprochen werden kann, wenn dabei auch die Seele
und der Geist miteinbezogen werden.

Nun werden Menschen aber oft schon krank geboren, so
daß sie im jetzigen Leben weder Gefühle verdrängt noch
Konflikte vermieden haben. Was hat das nun für einen Hintergrund oder Sinn? Die Leser, die mit dem Reinkarnationsgedanken vertraut sind, werden sagen: Das ist Karma! (Anm.
Die Wiedergeburt wird von etwa 80% der Menschen in
Deutschland für wahrscheinlich gehalten, lt. einer Umfrage
von 1986. Dieser Prozentsatz dürfte heute durch den Esote-
rikboom noch höher liegen.)

Benutzt jemand das Wort Karma, ist es wichtig, die verschiedenen Anschauungen, die mit diesem Wort verbunden
sind, kurz zu klären. Denn der Karmabegriff hat den Beige-
schmack von Schuld, einmal böse gewesen zu sein und nun
dafür büßen zu müssen. Karma ist ein Wort aus dem Sanskrit
aus Indien und bedeutet »Tat«. Es ist die Grundlage der Gesetzmäßigkeit von Ursache und Wirkung auf einer morali-

schen Ebene, die sich auch in der Bibel wieder findet durch den Satz: »Was du säen wirst, wirst du ernten.«

Allerdings wird der Begriff »Karma« in manchen östlichen Religionen so verstanden, daß versucht wird, möglichst gut zu leben, um sich kein neues Karma aufzuladen. Damit enthält der Begriff indirekt ebenfalls das Thema Schuld und Sühne. Das Hinterfragen von Gut und Böse ist ein wesentlicher Bestandteil in der esoterischen Lehre und in der esoterischen Reinkarnationsphilosophie und -therapie. Es geht dabei nicht um Schuldzuweisung, indem das Krankheitssymptom als Strafe für ein früheres »Fehlverhalten« gesucht wird, sondern darum, sich von den Wertungen zu lösen. Mit den falsch ausgelegten Schuld- und Sündenbegriffen der Religionen wurden die Menschen doch jahrtausendelang gemaßregelt und in Ohnmachtssituationen gehalten. Menschliche Bedürfnisse wurden unterdrückt und ein »Selbstdenken und Selbständigwerden« verhindert.

Für mich bedeutet der Begriff Karma »Aufgabe«. Ein Mensch kommt mit ganz bestimmten Aufgaben in die Welt. Er hat bereits bei der Geburt sein »Paket« dabei, in dem sein ganzer Lehrplan enthalten ist, den es zu erfüllen gilt. Dieser Plan kann ihm durchaus die Aufgabe stellen, die schon seit der Geburt bestehende Krankheitsanfälligkeit oder die Behinderung in möglichst »erlöster« Form zu leben. Das bedeutet zu lernen, die Krankheit anzunehmen, in etwas Positives zu verwandeln und der Umwelt ein Beispiel zu sein. Wenn die Krankheit in »unerlöster« Form gelebt wird, heißt das, ständig nur unter dieser Behinderung zu leiden und andere dafür verantwortlich zu machen. Eltern von behinderten oder früh schwer erkrankten Kindern berichten oft eindrucksvoll, wie Sie durch dieses Schicksal an ihrer Seele gereift sind.

Wie wir mit unseren Aufgaben umgehen, das ist ganz allein uns überlassen. Ob wir unser Schicksal als »böses Karma« sehen wollen oder ob wir es als unsere Bestimmung betrachten, die wir anzunehmen haben, und damit das Beste daraus machen, das ist die Freiheit, die wir haben.

Der Mensch im Spannungsfeld der Polarität

Die Aufgabe des Menschen besteht darin, Bewußtheit zu entwickeln und Vollkommenheit zu erreichen. Deswegen sind wir aus der Einheit in die Welt der Polaritäten gekommen. Die Bibel erzählt dieses Geschehnis im Mythos von Adam und Eva. Sie aßen den Apfel vom Baum der Erkenntnis, d. h., sie wurden erkennend und mußten damit das Paradies verlassen. Es heißt weiter: »... und sie sahen, daß sie nackt waren.« Das bedeutet, daß sie sich als Frau (Yin) und als Mann (Yang) wahrnahmen, also die Gegensätze erkannten.

Und genauso finden wir, wenn wir auf die Welt kommen, alles im Leben in seinen Gegensätzen vor. Tag und Nacht, Ebbe und Flut, Wärme und Kälte, Glück und Leid.

Wir nehmen tagsüber die Nahrung auf, und wir fasten in der Nacht. Der Stoffwechsel unseres Körpers baut aus der Nahrung Bestandteile zu körpereigenen Bausteinen auf. Er gibt aber auch die Abbauprodukte wieder ab. Wir schlafen, und wir sind wach. Wir atmen ein und atmen aus. Wir wachsen heran in der Welt der Gegensätze und erleben abwechselnd Glück und Leid, Liebe und Haß, Freude und Wut, Streß und Entspannung. Wir sind mutig und dann wieder ängstlich, sind aktiv und passiv.

Die Polarität zu erkennen wäre für uns kein Problem, wenn wir nur akzeptieren würden, daß wir in diesem Spannungsfeld leben und daß sich diese Gegensätze geradezu brauchen, daß sie zusammengehören und in Wirklichkeit eins sind, so wie eine Münze, die zwei Seiten hat.

Das ist einfach zu überprüfen, wenn Sie Ihren Atem beobachten. Hier zeigt sich der Atem in der Polarität des Einatmens und des Ausatmens. Beides bedingt einander. Wenn Sie nicht ausatmen würden, könnten Sie nicht einatmen. Sie können dieses Fastenbuch auch nur lesen, weil es aus einem Gegensatz besteht, nämlich dem weißen Papier und den schwarzen Buchstaben. Nehme ich einen Pol weg, d. h., stellen Sie sich vor, die schwarzen Buchstaben wären auf schwarzem Papier gedruckt, so könnten Sie das Buch nicht lesen. Die Buchstaben sind zwar vorhanden, die Information des Buchs wäre also da, aber Sie könnten sie nicht erkennen, weil eben der Kontrast, der andere Pol, fehlt. Elektrizität und Magnetismus beruhen auf Spannung der Gegensätze. Nehme ich einen Pol vom Stromkreis weg, gibt es keine Energie mehr. Diese Vergleiche machen deutlich, daß die zunächst verschiedenen Pole in Wirklichkeit zusammengehören und eins sind. Die Einheit hat sich nur aufgespalten.

Dieses Wissen ist nicht immer so offensichtlich, da unsere Wahrnehmung den Gesetzen von Zeit- und Raum unterliegt, und so können wir die Gegensätze nur zeitlich hintereinander wahrnehmen und erfahren, so wie wir den Tag und die Nacht nicht zusammen erleben können.

Im Gegensatz zur Polarität gibt es in der Einheit weder Zeit noch Raum. Hier herrscht Zeitlosigkeit oder, wie die Religion es ausdrückt, Ewigkeit. Die Einheit wird oft als »Nirwana« oder Nichts bezeichnet, oder als »All-Einheit«. Nur dürfen wir nicht denken, daß dort nichts wäre, sondern in der Einheit gibt es keine Unterscheidung, es gibt keine Abgrenzung. Die Polarität wird wieder eins, wird zur »All-Einheit«. Es ist das reine Sein.

Es klingt paradox, daß im Nichts die Fülle ist. Das ist mit der Geborgenheit im Mutterleib zu vergleichen. Es wurde für uns gesorgt, und wir hatten noch kein getrenntes Bewußtsein. In der Einheit hört alle Sehnsucht, alles Wollen auf. Es gibt kein »Ich« im Sinne von Ego mehr, das irgend etwas möchte. Das »Ich« erlöscht in der Einheit.

An sich ist die Einheit weder vorstellbar noch zu beschreiben. Sie ist vielleicht in tiefer Trance, durch bestimmte Atem- und Meditationstechniken ein klein wenig zu erfahren. Personen, die diesen Zustand erlebt haben, beschreiben ihn etwa so: »Ich war im Nichts, ich war mit allem verbunden!«, »Es war, als ob ich alles bin, oder ich war nur noch«, »Ich erlebte mich eingebunden, ich war im Zustand des Einverstandenseins, der Liebe!«, »Ich habe erfahren, daß ich Teil eines großen Ganzen bin!«

Das ist der paradiesische Zustand, der als Erinnerung und Sehnsucht in uns allen liegt. Je nach Persönlichkeitsstruktur tragen manche Menschen ein sehr großes Stück dieser Sehnsucht in sich, manche erinnern sich weniger daran.

Zur besseren Vorstellung möchte ich es so beschreiben:

Ein Gefäß, nehmen wir an eine schöne sehr große Schale (diese symbolisiert jetzt für uns die Einheit, das göttliches Bewußtsein), fällt auf die Erde und zerspringt zu Millionen, ja Abermillionen kleinster Splitter (diese Splitter symbolisieren den Menschen, das menschliche Bewußtsein).
Beim Zerbrechen und durch das Fallen in die Zeit haben nun diese winzigsten Splitter vergessen, daß sie eigentlich einmal als Ganzes existiert haben. Nur ein Gefühl der Sehnsucht nach diesem »Ganzen«, nach dieser Einheit ist ihnen geblieben.

Mit diesem Bild kann man sich die Sehnsucht des Menschen nach Ganzheit vorstellen. Wir suchen unsere Ganzheit, das verlorene Paradies, die Liebe und den Glückszustand wieder, indem wir uns in einen anderen Menschen verlieben und diesen Zustand festhalten wollen, nach beruflicher Anerkennung streben oder uns mit materiellen Dingen überhäufen. Im Glauben, wenn wir dies oder jenes noch besäßen, wären wir glücklicher, weshalb wir immer mehr haben und erreichen wollen. Bis dann der Punkt kommt, an dem wir merken, daß wir uns trotzdem unzufrieden und einsam fühlen.

Diese Ursehnsucht des Menschen, die Suche nach Zufriedenheit und Liebe, drückt sich häufig in Übergewicht, Eßsucht oder anderen Süchten aus. Ein bewußtes Fasten mit Hinführung zur Seele wird dazu führen, daß dieser Person ihr Problem, das eben auf einer tieferen Ebene liegt, deutlich wird. Gewichts- und Suchtprobleme sind somit meistens nicht alleine durch ein Ändern des Ernährungsverhaltens zu lösen.

Setzen wir uns mit der Polarität auseinander, so können wir für unser Leben immer wieder erkennen, daß die zunächst verschieden scheinenden Pole sich gegenseitig bedingen und daß sie daher auch gelebt werden möchten. Das ist der Weg, der zu mehr Gelassenheit und zur Zufriedenheit führt.

Ein weiterer Konfliktpunkt entsteht, weil von uns ständig Entscheidungen gefordert werden, denn die Polarität stellt uns immer wieder vor zwei Möglichkeiten unseres Handelns. Faste ich nun oder schiebe ich es auf, esse ich ein Stück Torte oder verzichte ich.

Das Leben ist geprägt von kleineren Entscheidungen bis hin zu solchen von großer Tragweite, wie beispielsweise die Berufswahl oder die oft folgenschwere Entscheidung für oder gegen das noch nicht geborene Kind. Da wir nur eine Möglichkeit wählen können, bleibt die andere unverwirklicht und führt zu Unzufriedenheit. Entweder fehlt uns ständig etwas, oder wir fühlen uns schuldig, weil wir uns falsch entschieden haben. Entscheidungen ziehen Folgen nach sich, die wir abwägen und bedenken müssen, um das Richtige für uns zu wählen. Dazu suchen wir nach vernünftigen Wertmaßstäben, nach denen wir uns ausrichten können, um uns die Entscheidungen zu erleichtern. Das gibt uns Sicherheit. Wie können wir wissen, was ist richtig und was ist falsch? Wie sollen wir uns verhalten? Dazu brauchen wir Vorschläge, Ratschläge und Vorbilder, wollen uns orientieren nach gesetzlichen und moralischen Richtlinien.

Die Moralvorstellung von Gut und Böse, das Wissen um richtiges Verhalten unterliegt der jeweiligen Kultur und dem Zeitgeist, der Forschung und Meinung. So werden wir uns bewußt wahrscheinlich nicht mehr nach den Moralvorstellungen der Großeltern ausrichten wollen, obwohl diese Wertmaßstäbe und Schuldgefühle immer noch unbewußt in uns existieren und damit mehr wirken, als uns lieb ist. Andere Kulturen haben ebenfalls verschiedene Sitten und Auffassungen. Eine europäische Frau tut sich schwer mit den Vorstellungen, die im Islam über die Rolle der Frau herrschen. Jede Religion, jede Kultur hat eigene Wertmaßstäbe, aber alle glauben, daß ihre Maßstäbe die einzig richtigen seien, und so will jeder jedem seine Vorstellung von Werten, von Gut und Böse, von richtig und falsch und seinen Glauben aufdrängen. Das führt zu Konflikten nicht nur im politischen Bereich, denn genauso drängen wir unsere Ansichten der eigenen Familie oder dem Partner auf. So gehen beispielsweise die Meinungen über gesunde Ernährung weit auseinander. Menschen, die gute Erfahrungen mit einer bestimmten Ernährungsweise gemacht haben, versuchen ihre Anschauung anderen Menschen aufzudrängen. Das verblüffende oder schockierende dabei ist, daß sie davon überzeugt sind, daß nur ihre Meinung die richtige ist. Was gestern noch als gesund und damit als gut galt, kann morgen schon wieder falsch sein. Eine Studie wird durch eine Gegenstudie aufgehoben, ein Gutachten von einem Gegengutachten abgelöst.

Der Streit um die richtige Meinung führt oft so tief in einen Pol hinein, daß eine andere Betrachtungsweise nicht mehr gesehen oder zugelassen wird. Die Unterscheidung in das, was sein darf und was nicht sein darf, in richtig oder in falsch, für etwas zu sein oder etwas abzulehnen, löst diesen Konfliktpunkt mit der Polarität nicht.

Das kann nur eine Sichtweise, die bereit ist, Werturteile und Meinungen immer wieder in Frage zu stellen. Doch damit wird man richtig und falsch, Gut und Böse ebenfalls hinterfragen müssen und wird damit versuchen, Dinge aus verschiedenen Perspektiven zu betrachten. Das kann die Lösung sein, die herausführt aus den Schwierigkeiten mit der Polarität. Das Ziel wäre, nicht mehr zu werten, nicht mehr einzuteilen in das, was sein darf, und das, was nicht sein darf und daher bekämpft werden muß. Wer wirklich die Dinge studiert, weiß, daß alles, was im Universum geschieht, seine Berechtigung hat.

Ein weiterer Punkt, der zu Konflikten und zu Unzufriedenheit führt, ist der, daß der Wechsel, der zwischen den Polaritäten stattfindet, der Rhythmus des Lebens, nicht gesehen und akzeptieren wird. Wir möchten nur den Pol leben, der für uns angenehm ist, d. h., wir möchten immer nur zufrieden und glücklich sein, stets gesund sein, reich sein, geliebt werden und fit und leistungsfähig sein. Dabei vergessen wir gerne, daß das Leben zwei Seiten hat, und versuchen durch immer mehr Macht und Einfluß den Pol des Glücklichseins zu erreichen, und verdrängen und verbannen so Leid, Trauer, Krankheit, Ohnmacht, Krieg, Aggression, Armut, Tod aus unserem Leben. Medien verstehen es, uns nur die »vermeintlich bessere« Seite zu präsentieren. In den Fastengruppen beobachte ich, daß die Fastenden immer fit und leistungsfähig sein, die durch das Fasten gesteigerte Energie möglichst täglich erleben wollen. Schwäche, Unpäßlichkeit, eine melancholische Stimmung, Schlafstörungen müssen umgehend beseitigt werden.

Keineswegs will diese Lebenseinstellung nur kritisieren. Es ist richtig, daß wir uns bemühen, Probleme zu lösen und vorwärts zu streben, aber durch unsere ständige Programmierung »Alles ist machbar« wird der Pol der Macht zu stark betont. Alles im Leben strebt nach Ausgleich. Das ist eine weitere Gesetzmäßigkeit. Der Gegenpol der Macht ist die Ohnmacht. Ihr begegnen wir durch Hilflosigkeit, zum Beispiel durch Krankheit oder Schicksalsschläge. So fällt es uns »Machern« heute besonders schwer, Ohnmachtssituationen auszuhalten, sie eintreten zu lassen, sie zu akzeptieren und als zum Leben dazugehörig zu betrachten.

So wie den Wechsel von Tag und Nacht, so sollten wir das Gegenpolare sehen lernen und es nicht in den Schatten, ins Unbewußte drängen. Der Gegenpol der Liebe ist der Haß. Der Gegenpol von Glück ist Leid. Wer also immer nur das Gute will und seine vermeintlich negative Seite, wie Haß, Neid, Gier, Macht, Zerstörung etc., nicht sieht bzw. sie nicht annimmt, darf sich nicht wundern, wenn ihm diese Dinge durch den Spiegel der Umwelt begegnen.

So wie wir unseren Körper nur mit Hilfe eines Spiegels wahrnehmen können, so brauchen wir, um unsere Charakterstruktur und Aufgaben zu erkennen, ebenfalls einen Spiegel. Leider wird uns darin nicht immer das Bild, das wir bewußt von uns haben, gezeigt, und so ist es natürlich leichter, den Spiegel zu zertrümmern, ihn zu ignorieren oder ihm die Schuld an der Verzerrung zu geben.

Neben dem Selbsterkenntnisprozeß sind das Vertrauen zu sich selbst, das Wissen um eine höhere Ordnung und das Einverstandensein mit dem Rhythmus des Lebens der Weg, der zu wirklicher Heilung im Sinne von »Ganzwerdung« führt.

»Wir steigen in dieselben Flüsse, und tun es doch nicht. Man kann nicht zweimal in denselben Fluß steigen, alles fließt, nichts ruht. Alles vergeht, nichts dauert. Durch Krankheit wird Gesundheit schön, durch das Schlechte wird das Gute gut. Durch Hunger, Sättigung, durch Mühe, Schlaf, lebendig oder tot sein, schlafend oder wach, jung oder alt – alles ist eins. Das eine schlägt jeweils ins andere um, und umgekehrt. Mit einer schnellen, unverhofften Wendung. Erst werden die Dinge auseindergesprengt, dann werden sie wieder zusammengefügt. Alles kommt zu seiner Zeit.«

Heraklit

Die Urprinzipien, eine Hilfe zur Deutung von Symptomen

Aus der Beschäftigung mit den »geistigen« Gesetzen und dem Sinn von Krankheiten kann meines Erachtens nur ein Ergebnis abgeleitet werden, nämlich daß Krankheiten und Schicksalsschläge uns nicht zufällig treffen, sondern daß sie für unser Leben eine Bedeutung haben. Jedes Symptom zeigt ein ganz bestimmtes Muster oder Urprinzip, das sich bereits bei der Schilderung der Krankheit, im Verhalten des Patienten, in der Physiognomie sowie auf anderen analogen Ebenen manifestiert. Das »analoge Betrachten« bedeutet, etwas als Gleiches, Ähnliches, Vergleichbares oder demselben Prinzip Entsprechendes zu finden.

Die Homöopathie arbeitet beispielsweise mit diesem Ähnlichkeitsprinzip: »Similia similibus curantur.« Aus einer Vielzahl an Informationen, die er im Gespräch mit dem Kranken gewinnt, sucht der Homöopath aus etwa 2000 homöopathischen Medikamenten das richtige Mittel in der richtigen Potenz für den Patienten heraus. Trifft er das richtige Mittel, das dem Muster der Symptomatik entspricht, beginnt die Heilung. Vielleicht kennt der Patient den Mittelnamen, aber meist weiß er nicht, welches analoge Muster es enthält, um ihn wieder gesund werden zu lassen.

Helfen aber die homöopathischen oder die zahlreichen anderen Behandlungen nicht, so kann nach meiner Beobachtung und Erfahrung der Grund darin liegen, daß das bislang »unbewußt gebliebene Muster« dem Patienten nun selbst deutlich werden und von ihm selbst erarbeitet werden soll. Hat also der Patient die Aufgabe, die seelischen Hintergründe seiner Erkrankung kennen zu lernen, wird ihm über diesem Weg die »Heilung« oder Besserung gelingen oder erst dann die nachfolgende naturheilkundliche Behandlung greifen können. Da dies der Patient in der Regel nicht weiß, ist dieser Bewußtwerdungs- und Heilungsprozeß oft von jahrelangem Suchen begleitet, bis er auf den Weg gelangt, in der eigenen Seele sein Muster oder Urprinzip zu suchen.

So wird er die Sprache seiner Seele zunächst wahrnehmen, dann verstehen lernen und gelangt so zu dem in jedem Menschen vorhandenem »inneren Wissen«.

Da Fasten und Krankheit demselben »Urprinzip«, wie Sie im folgenden Kapitel »Fasten aus astrologischer Sicht« nachlesen können, unterstehen, kann davon ausgegangen werden, daß die vorbeugende und heilende Wirkung des Fastens auch darin begründet liegt, weil das »richtige Mittel« bzw. das richtige Muster getroffen wurde.

Die Sprache der Seele (das Muster) zeigt sich sowohl über das Symptom und kann auch im auslösenden Aspekt der Krankheit wiedergefunden werden. Nach der kausalen Betrachtungsweise der Schulmedizin liegt die Ursache einer Erkrankung zum Beispiel in einem Grippevirus, oder die Kuhmilch stellt den Auslöser der allergischen Reaktion dar. Ein Grippevirus macht aber nicht alle Menschen krank, und nur eine Minderheit reagiert allergisch auf Kuhmilch. Hinzu muß folglich immer noch ein anderer Faktor kommen, nämlich der Bezug bzw. eine Resonanz zu dem Grippevirus oder zur Kuhmilch. So sieht die Verstehende Medizin auch den auslösenden Aspekt einer Krankheit, der uns ebenfalls zum analogen Betrachten einlädt.

Unsere Seele drückt sich in einer Bildersprache aus. Dieser Ursprache liegen Symbole und Gleichnisse, Eindrücke, Darstellungen, Lebensweisheiten und Botschaften der uralten Mythen und der Geschichten zu Grunde. Ihr verschlüsselter

Informationsgehalt wird für uns erst verständlich, wenn wir gelernt haben, Dinge analog zu betrachten. Will jemand also die seelischen Hintergründe seiner »Kuhmilchallergie« erkennen, muß er unter dem entsprechenden Urprinzip die Symbolik der Milch und seine Erfahrungen mit dieser Analogiekette betrachten und wird so sein verletztes Muster, nämlich in diesem Fall das weibliche nährende, mütterliche Prinzip, finden.

Das kausale oder »wissenschaftliche« Denken hat die Welt, um sie besser zu verstehen, mit all ihren Erscheinungsformen vermessen, bezeichnet und nach ihren Eigenschaften bewertet und eingeteilt. Alles, was in der Welt vorkommt, kann in Oberbegriffen geordnet werden, zum Beispiel in Pflanzen, Tiere, Metalle, Länder, Berufe, Verkehrssysteme, Kunstwerke, Kleidung, Krankheiten etc. Unser gesamtes Wissen ist katalogisiert. Diese naturwissenschaftliche Einteilung beschäftigt sich also mit der materiellen, der sichtbaren Welt, der Welt der Formen. Ihre Denkweise ist funktional und logisch. In unserem Körper ist dabei hauptsächlich die linke Gehirnhälfte angesprochen, nämlich das logische Denken, d. h. die Fähigkeiten, die wir brauchen, um rechnen, schreiben und lesen zu können. Der rechten Gehirnhälfte sind wir zugewandt im Schlaf, im Traum, im Erkennen unserer Intuitionen, auch in der Gestaltwahrnehmung, der Ganzheitserfassung, die beim Betrachten von Gegenständen oder in der Kunst und der Musik nötig sind.

Sieht man all die Erscheinungsformen der Welt unter dem Aspekt der Ganzheitserfassung, also in ihrem Inhalt, in ihrer Bedeutung und ihrem Ausdruck, so läßt sich eine andere Ordnung, so etwas wie ein kosmischer oder göttlicher Plan erkennen. Damit kann ebenfalls eine Einteilung sowohl der sichtbaren als auch der unsichtbaren Welt erfolgen, wie zum Beispiel auf der Ebene von Symbolen und inneren Bildern. Dabei ordnen wir nach dem Analogiegesetz ein. Dieses hermetische Gesetz, beschrieben von Hermes Trismegistos, begründet sich darauf, daß überall im makrokosmischen sowie im mikrokosmischen Bereich dieselben Muster, Gesetzmäßigkeiten und die gleiche Ordnung gefunden werden kann. Es besagt, daß das Oben mit dem Unten, das Innen mit dem Außen zusammenhängt – oder formelhaft ausgedrückt: »Wie oben so unten.« Zum Beispiel ist in der kleinsten Zelle die gesamte Information des ganzen Menschen enthalten, ähnlich wie im winzigen Samenkorn bereits der Bauplan der ganzen Pflanze vorhanden ist.

Um die Seelenbilder, Symbole, Muster und vielfältigen Erscheinungsformen des Lebens verständlich zu machen, werden sie den zehn Urprinzipien oder den astrologischen Archetypen zugeordnet. Darunter versteht man Urbilder, die in einem bestimmten Urprinzip vorherrschen, wie zum Beispiel im Urprinzip Venus, Mars, Jupiter etc. Das Urbild und das Prinzip des Impulses, der Tatkraft, des Mutes, der kämpferischen Energie wären beispielsweise dem Urprinzip Mars zuzuordnen. Diese Urbilder und Eigenschaften wurden in der spätantiken Philosophie in Mythen gekleidet, und was lag näher, als diese durch die Beobachtung der Himmelslichter mit Göttern zu identifizieren, denen man dann bestimmte Qualitäten der Urideen zuordnete. So entstanden die Mythologien um die Götter wie Sonne, Mond, Merkur, Venus, Mars, Jupiter, Saturn. Sie waren für die Menschen Götter, mit ganz bestimmten Fähigkeiten, Charakterzügen und Aufgaben. Durch die Mythologien wurde den Menschen auf eine bildhaft erzählerische Art und Weise eine Ordnung des Kosmos nähergebracht, Einsicht in die stets wiederkehrenden Grundstrukturen allen Lebens und den Entwicklungsaufgaben des Menschen gewährt und Hilfe, Trost und Anregung zur Daseinsbewältigung gegeben. Über das Leben der Götter am Himmel entstanden viele Geschichten und Bilder, die auch heute noch in unserem Unbewußten weiterwirken.

C. G. Jung schenkte diesen Bildern, die er im Unbewußten seiner Patienten vorfand, besondere Aufmerksamkeit, prägte dafür 1912 den Begriff »Archetypen« und entwickelte seine Archetypenlehre.

> Die Mythologie bildet somit die Grundlage für das Verständnis der Urprinzipien, die der Astrologie zu Grunde liegen, und mit ihrer Hilfe werden die Planeten, die zwölf Tierkreiszeichen und Häuserebenen beschrieben.

So kann die Uridee oder das Urprinzip von Tiger, Kaktus, Kopf, Soldat, Pionier, Porsche, der Farbe Rot, der Eigenschaften wie Mut, Kampfgeist, Tatkraft, Ungeduld, der Körperteile wie Kopf, Schneidezähne oder das Krankheitsbild Migräne, Allergie oder Fieber dem Urprinzip Mars zugeordnet werden. (Siehe hierzu S. 67ff.)

Aufgrund von Geburtsdatum, genauer Geburtszeit; Länge und Breitengrad des Geburtsortes eines Menschen kann dessen Geburtshoroskop erstellt werden. Es entsteht ein Muster aus dem Abbild der Planeten, Tierkreisfiguren und weiterer Aspekte, aus dem sich nun die Charaktereigenschaften, Fähigkeiten und Aufgaben eines Menschen ablesen lassen. Auch Konflikte lassen sich erkennen, die zu Erkrankungen geführt haben, womit man dem Sinn seines Krankheitsbilds näherkommt. Zwar ist die Krankheitsdisposition schon im Geburtshoroskop sichtbar, ob es aber zur Erkrankung kommt, ist nicht zu sehen. Dies hängt im wesentlichen davon ab, wie die Konflikte bewältigt werden.

Dazu ein Beispiel aus meiner Praxis:

Herr K. litt jahrelang unter starken Kopfschmerzen und war häufig arbeitsunfähig. Innere Unruhe, Schlafstörungen und Angstgefühle belasteten ihn, und er fühlte er sich tagsüber oft kraftlos und deprimiert. Im Muster des Horoskopausdruckes zeigten sich seine Lebensaufgaben und seine Charakterstruktur, die erkennen ließen, daß er, einem inneren Drang folgend, im Leben tatkräftig und energievoll auftreten soll. Besonders im Arbeitsleben wollte er sich mit Hilfe neuer Ideen verwirklichen und durchsetzen. Die ebenfalls in seiner Struktur liegenden Ängste und Unsicherheiten aber blockierten ihn, so daß ein starkes Spannungsfeld entstand. Auf der einen Seite war die Energie, die aggressiv hinauswollte, und auf der anderen waren Ängste und Unsicherheiten. Durch Erfahrungen aus der Erziehung und durch seine Umwelt waren ihm diese deutlicher und bewußter als seine Kraft. Hinzu kam noch die Wut auf einen Kollegen, der genau das verwirklicht hatte, was er eigentlich immer schon tun wollte, und der Frust mit seinem Vorgesetzten.

Nachdem er seine Situation ehrlich betrachtet und sich die Gründe seiner Ängste und Unsicherheiten bewußt gemacht hatte, konnten sich die blockierten Energien befreien. Seine nach innen gerichtete Aggression fand Ausdruck im sportlichen Bereich, sein Selbstvertrauen begann zu wachsen, und somit konnte er seine eigentlichen Aufgaben im Betrieb angehen. Seine Kopfschmerzen wurden zunehmend leichter, traten seltener auf, und auch sein Allgemeinbefinden besserte sich wesentlich.

Um einen Einblick in das analoge oder senkrechte Betrachten zu bekommen, finden Sie in der Tabelle auf S. 67ff. eine Zuordnung der zehn Urprinzipien zur wissenschaftlichen Betrachtungsweise. In der untersten Reihe sind die wichtigsten Krankheitsdispositionen für die einzelnen Tierkreiszeichen aufgelistet. Dabei gilt zu beachten, daß ein im Zeichen Widder geborener Mensch nicht zwangsläufig an Kopfschmerzen leiden muß, nur weil diese Geburtsstruktur gegeben ist. In einem Horoskop sind alle Tierkreiszeichen, allerdings mit verschiedenen Gewichtungen, enthalten. Das bedeutet, obwohl Sie Sternzeichen Widder sind, kann für Sie trotzdem

Wissenschaftliches, kausales Betrachten

Analoges Betrachten

Oberbegriffe

Zuordnung nach den zehn Urprinzipien und den entsprechenden Tierkreiszeichen

	Sonne Löwe	Mond Krebs	Merkur Zwillinge	Merkur Jungfrau	Venus Stier
Mineralien	Gold	Silber	Graphit	Bernstein	Kupfer
Pflanzen	Oleander	Heckenrose	Holunder	Zwetschgenbaum	Flieder
Tiere	Raubkatze	Kaninchen	Schmetterling	Ameise	Kuh
Orte/Umfeld	Spielkasino	zu Hause	Buchhandlung	Lebensmittellager	Biergarten
Farben	goldgelb	elfenbein, silber pastellfarben	helles Gelb und Blau	hellbraun grau	grün terrakotta
Berufe	Schauspieler	Koch	Postbote	Lehrer	Finanzmakler
Werkzeuge	Handlampe	Schaufel, Besen Eimer	Draht	Drehbank	Pflug
Verkehrsmittel	Sportwagen	Boot	Fahrrad	Kleinbus	Traktor
Organe und Körperteile	Herz	Magen, Brust, Gebärmutter	Lunge, Hände Nervenbahnen	Darm, vorw. Dünndarm, Bauchspeicheldrüse	Halbereich
Krankheitsdispositionen	Herz-Kreislauf-Erkr., im Bereich der Wirbelsäule, Vitalitätsstörungen	Erkr. des Magens, Brust, Gebärmutter u. Eierstock Wassereinlagerungen	Bronchitis Lungenerkr., Neurologische Erkr.	Erkr. der Verdauungsorgane, Durchfall Fettsucht	Erkr. im Rachenbereich,

Zusammengestellt aus Nicolaus Klein/Rüdiger Dahlke, »Das senkrechte Weltbild« und Eigenerfahrung

Wissenschaftliches, kausales Betrachten

Analoges Betrachten

Oberbegriffe

Zuordnung nach den zehn Urprinzipien und den entsprechenden Tierkreiszeichen

	Venus Waage	Mars Widder	Jupiter Schütze	Saturn Steinbock
Mineralien	Rosenquarz	Eisen	Zinn	Blei
Pflanzen	Azaleen	Stachelbeer-staude	Rohododen-dron	Efeu
Tiere	Pfau	Tiger	Pferd	Rabe
Orte/Umfeld	Kunstgalerie	Turnierplatz	Kathedrale	Kloster
Farben	blaugrün hellblau	leuchtend Rot	königsblau	schwarz
Berufe	Kosmetikerin	Metzger	Pfarrer	Verwaltungs-beamter
Werkzeuge	Feile	Meißel	Hammer	Maßstab
Verkehrs-mittel	Kutsche	Motorrad	Flugzeug	Eisenbahn
Organe u. Körper-teile	Nieren, Harn-leiter, Ant. d. Bauchspeichel-drüse	Kopf Gallenblase	Hüftbereich Oberschenkel Leber	Knochen, Sehnen, Bänder bes. Knie, Haut
Krankheits-dispositionen	Erkrankungen des Urogenital-systems Gleichgew.-störungen	Kopfschmerzen Gallenblasen-leiden	Hüftleiden/ Lähmungen Leber-erkrankungen Fettsucht	Gelenkrheuma Knochenerkr. Schuppenflechte

Uranus Wassermann	Neptun Fische	Pluto Skorpion
Wolfram	Wismut	Platin
Lärche	Weide	Thuja
Känguruh	Fische	Schlange
Zirkus	Ashram	U-Bahn-Hallen
eisblau	zarte, fließende grün und lila	dunkles, kräftiges Rot mit Schwarz
Erfinder	Kranken- schwester	Notarzt
elektronisches Werkzeug	Metallsuch- gerät	Zange
Ballon	Segelboot	U-Boot, U-Bahn
Unter- schenkel, Venen Zentralnerven- system	Füße	Darm, Harnblase Nase, Körperhöhlen Genitalorgane
Venenleiden Krampfadern Erkr. d. Zentral- nervensystems	Infektionen und Vergiftungen, Süchte, Pilzerkr., Erkr. der Füße	Nasen-Nebenhöhlen- entzündungen, Verstopfung, Erkr. des Dickdarms- und Genitalien, Auto- aggressionserkr.

ein Thema (generell bzw. eine Krankheitsdisposition) zutreffen, das unter dem Zeichen Waage oder Krebs typisch ist. Ausschlaggebend für eine korrekte Analyse ist immer die Betrachtung aller Horoskop-Faktoren, nämlich Aszendent, Mond, die Spannungsaspekte (Quadrate und Oppositionen), Planeten und Häuserstellung.

Die psychologisch-medizinischen Zusammenhänge von Krankheitsbildern mit dem jeweiligen Tierkreiszeichen können in diesem Buch nicht dargestellt werden. Dazu müßten astrologische und psychologische Kenntnisse sowie das analago Betrachten weiter vertieft werden, die den Rahmen sprengen würden. Aus der nachfolgenden Zuordnung können Sie aber einen Einblick in das analoge Denken, das der Astrologie zugrunde liegt, erhalten. Die medizinische-psychologische Astrologie eignet sich gut um die seelischen Hintergründe von Krankheiten aufzeigen zu können. (Zur weiteren Vertiefung sind die Bücher: »Krankheit als Weg« und das »Senkrechte Weltbild« zu empfehlen.) Ebenso dienen diese Grundlage und die Symbolik zur Darstellung der seelischen Bedeutung von Gewichtsproblemen und tragen im weiteren zum Verständnis der persönlichen Fastenerfahrungen bei.

Die Sprache der Seele verstehen zu lernen und damit die Hintergründe von Problemen zu ergründen ist durch Psychoanalyse, durch Traumdeutung, durch geführte Phantasiereisen, Reinkarnationserlebnisse, der Beschäftigung mit Bachblüten, durch Malen oder kreatives Arbeiten (zum Beispiel mit Ton), Ausdruckstanz,. Tarot etc. ebenso möglich. Bei diesen Tätigkeiten wird die rechte Gehirnhälfte, die bildhafte, intuitive Seite in uns angesprochen.

Die Sprache der Seele

Der Weg zum »inneren Geführtwerden«

Das tiefere Anliegen und die Sehnsucht des Menschen ist die Entwicklung hin zur Vollkommenheit
Zu erkennen: Wer bin ich? Was will ich?
Auf dieses Bedürfnis zur Weiterentwicklung macht uns das Schicksal, das »Geschickte« aufmerksam durch:

unterlöst: sogenannte Schicksalsschläge	**erlöst: freiwillig**
Krankheit	Interesse/Neugierde
Unzufriedenheit/Depression	
Trennung/Verluste	
Proleme in der Umwelt	
Ängste, Sorgen, Süchte etc.	

Diese Wege führen hin zu dem in jedem Menschen angelegten inneren Wissen.

Körper (Materie)	**Seele (Astral)**	**Geist (Mental)**
■ Hineinhören und Wahrnehmen von körperlichen Signalen	Träume	Lesen und Verstehen der Zusammenhänge
	■ archetypische Bilder	
	Meditation	analoges Denken
■ Deutung von Krankheitsbildern	■ Phantasiereisen	■ Polaritätsgesetz/
■ Ernährung	■ RT-Erlebnissen	Spiegelgesetz,
	Tarot, Bach-Blüten	Urprinzipienlehre
	Die Seele ausdrücken: intuitives Malen, Musik etc.	(Astrologie)

Fasten aus astrologischer Sicht

Unter dem Aspekt der astrologischen Symbolik gewinnt das Fasten noch einige neue Impulse. Hier wird deutlich, warum Fasten vorbeugend vor Krankheiten wirkt, denn Krankheit und Fasten unterstehen demselben Urprinzip, dem Saturn.

Fasten ist zunächst ein weibliches Prinzip, mit einer nach innen gerichteten und vom äußeren, materiellen abgewandten Reaktion. Die weiblichen Elemente der Hingabe und des damit verbundenen Loslassens werden angesprochen. Ich habe bereits ausgeführt, daß wir in einer Welt leben, in der das »Machen«, das Aktivsein und unsere Programmierung auf »das Alles ist machbar« vorherrschen. Durch Fasten kann freiwillig der Gegenpol des Aktiven, nämlich das »Geschehenlassen«, die Hingabe aufgesucht werden. Beim Fasten kann man lernen, »sich auf seinen Körper zu besinnen und ihm und seinen Selbstheilungskräften« zu vertrauen. Fasten erweckt jene Kräfte, die dem »Macher« abgehen, sei es das Vertrauen in die »Selbstheilungskräfte« oder auf den Rhythmus des Lebens, in die Gerechtigkeit des Schicksals oder in Gott.

Wenn wir das Fasten einem Urprinzip zuordnen wollen, so erkennen wir in der Analogiekette seine deutlichste Entsprechung im Saturnprinzip. Zu diesem Prinzip gehören Begriffe und Verhaltensweisen wie Form, Zeit, Ordnung, Struktur, Reduktion, Verzicht, Klarheit, Reinheit, Härte, Askese, Ausdauer, Disziplin, Geduld, Widerstand, Trennung, Krankheit und Einsamkeit. In der medizinischen Astrologie finden wir unter der analogen Entsprechung für das Saturnprinzip die Strukturen des Körpers, d. h. Knochen, Gelenke (insbesondere das Knie), Haut und Zähne, zu den Krankheiten alle Verhärtungs- oder Abbauprozesse und Austrocknungen.

Die gleichlautenden Begriffe, die sowohl auf das Fasten als auch für die Beschreibung der Krankheit anwendbar sind, macht die analoge Entsprechung mit dem Saturnprinzip deutlich:

> Beim Fasten ist über eine gewisse Zeit eine bestimmte Form der Reduktion der Ernährung zu praktizieren, die überflüssige Strukturen im Körper abbaut und dadurch eine neue Ordnung und Reinheit schafft, die wiederum Krankheiten vorbeugt und uns zu geistiger Klarheit führt.

Wir können in gewisser Weise die Ebene wählen, auf der wir dem Urprinzip »Saturn« begegnen möchten: entweder gezwungenermaßen durch Krankheit (meist ziehen wir uns dabei unfreiwillig fastend in das Bett zurück, und der Körper reinigt sich von Krankmachendem) oder freiwillig durch Fasten. Daher können wir auch Krankheiten vorbeugen, denn diesem Prinzip ist es egal, ob wir ihm durch Krankheit oder bewußtem Fasten Aufmerksamkeit schenken.

Vielleicht liegt hierin ebenfalls der gute Erfolg des Fastens bei Hauterkrankungen, Schuppenflechte, bei Ablagerungskrankheiten, Rheuma, Knie- und Gelenkproblemen und Muskelverspannungen etc. All diese Krankheitsbilder entsprechen ebenfalls dem Prinzip des Saturn.

Meditation und Fasten

> »Es gibt in tiefen Meditation die Möglichkeit, die Zeit aufzuheben, alles gewesene, seiende und sein werdende Leben als gleichzeitig zu sehen, und da ist alles gut, alles willkommen, alles ist Brahman. Darum scheint mir das, was ist, gut, es scheint mir

Tod wie Leben, Sünde wie Heiligkeit, Klugheit wie Torheit, alles muß so sein, alles bedarf nur meiner Zustimmung, nur meiner Willigkeit, meines lieben Einverständnisses, so ist es für mich gut, kann mich nur fördern, kann mir nie schaden. Ich habe an meinem Leid und an meiner Seele erfahren, daß ich der Sünde sehr bedurfte, ich bedurfte der Wollust, des Strebens nach Gütern, der Eitelkeit und bedurfte der schmählichen Verzweiflung, um das Widerstreben aufgeben zu lernen, um die Welt lieben zu lernen, um sie nicht mehr mit irgendeiner von mir gewünschten, von mir eingebildeten Welt zu vergleichen, einer von mir ausgedachten Art der Vollkommenheit, sondern sie zu lassen, wie sie ist und sie zu lieben, und ihr gerne anzugehören.«

(Hermann Hesse, »Siddhartha«)

Die Zeilen von Hermann Hesse drücken den Sinn von Meditation aus und lassen uns die Erfahrungsmöglichkeiten ahnen. Meditation (medi = Mitte) bedeutet, durch Aufmerksamkeit auf einen Punkt seine Mitte zu finden. Sagt jemand, ich bin jetzt in meiner Mitte, meint er damit, daß er in sich ruht, daß Körper, Seele und Geist im Gleichgewicht sind. In unserem Leben sind wir oft innerlich zerrissen, oder im Außen begegnen uns Hektik und Streß. Wollen wir in dieser Zeit bestehen und uns unsere Gesundheit erhalten, müssen wir lernen, Entspannung und Meditation in unseren Alltag einzuplanen. Schon in einer kurzen Entspannungsphase von fünf bis zehn Minuten können sich unser Körper und unser Geist erholen.

Wer lernt, sich zu entspannen und zu meditieren, reagiert gelassener auf Alltagsprobleme und Streß. Der Meditierende wendet sich dabei seinen inneren Bildern, Phantasien und Gedanken zu, um seine oft unbewußten Wünsche, Absichten und Ziele zu erkennen und in Einklang mit seinem Leben zu bringen.

Es gibt verschiedene Meditationstechniken. Viele davon kommen aus dem Osten und erfreuen sich gerade bei uns großer Beliebtheit. Aber auch in unserem Kulturkreis kennen wir Methoden der inneren Einkehr, so zum Beispiel die Versenkung im Gebet oder Exerzitien in einem Kloster. Auch der Rosenkranz ist eine Meditationstechnik. All diese Methoden zielen darauf ab, sich in den Augenblick zu versenken, um die ständig kreisenden Gedanken ruhiger werden zu lassen und Körper, Seele und Geist in Harmonie zu bringen oder in der Wahrnehmung des nach innen gerichteten Bewußtseins zu mehr Vertrauen zu gelangen.

Wenn Sie bereits Meditationserfahrungen haben, werden Sie sicherlich auch Ihre eigenen Meditationen durchführen. Wer darin noch keine Erfahrung hat, kann ohne weiteres den Meditationsvorschlägen des Buches folgen.

Dazu sollten Sie folgendes wissen:

- Jeder Mensch kann meditieren. Nicht alleine meditieren sollten Menschen, die schwer psychisch krank sind. Sie sollten auch nicht fasten.
- Menschen können sich unterschiedlich entspannen, und meist bestehen falsche Vorstellungen darüber, was Meditation oder Entspannung bedeutet. So höre ich oft von Personen, die zum ersten Mal an einer Phantasiereise oder Entspannungsübung teilnehmen: »Ich konnte meine Gedanken nicht abschalten und mußte immer an etwas anderes denken, konnte mich daher nicht entspannen.« Es besteht die Meinung, wir dürften im Entspannungszustand an gar nichts mehr denken. Aber das ist nicht möglich. Die Gedanken können nicht einfach abgeschaltet werden. Lassen wir die Gedanken kommen und schauen den Gedankengängen in der Meditation zu, so ist das Meditation! Meditation ist Geschehenlassen!

- In der Entspannung kommen Sie in Kontakt mit Ihren Bildern und Stimmungen. Sie können Gefühle deutlicher erleben, und die Seele kann sich durch Zulassen der Gefühle reinigen.
- Während der Meditation sollten Sie ungestört sein. Stellen Sie also das Telefon und die Türklingel leiser oder ab, und bitten Sie evtl. anwesende Personen oder die Kinder darum, Sie während der Meditation nicht zu stören.
- Sie können im Liegen oder im Sitzen meditieren. Meist fällt die Entspannung im Liegen leichter. Der Raum sollte vorher gelüftet und dann etwas abgedunkelt werden. Eine Duftlampe oder Kerze schafft eine schöne meditative Atmosphäre.
- Die Kleidung sollte Sie nicht einengen. Ziehen Sie die Schuhe aus, und legen Sie störende Schmuckstücke und die Brille ab.
- Decken Sie sich warm zu. In der Entspannung friert man gerne.
- Nach der Meditation ist es schön, noch spazierenzugehen. Integrieren Sie Meditation (Versenkung in den Augenblick) in Ihren Tagesablauf. Zum Beispiel beim Spazierengehen das saftige Grün einer Wiese, einen Baum oder Strauch ganz bewußt anschauen und innerlich aufnehmen.
- Empfehlenswert sind auch geführte Phantasiereisen, die Sie als Kassette oder CD entweder im Buchhandel oder in einem Musikladen erhalten. Wer den seelischen Hintergründen seines Gewichtsproblems näherkommen möchte, dem empfehle ich die Meditationkassette von Dr. Rüdiger Dahlke und sein Buch »Gewichtsprobleme«.

Fasten und Gewichtsabnahme

Fasten ist nicht Hungern

Viele Menschen denken sofort an Hungern, wenn sie vom Fasten hören. Erklärt man, daß im Fasten nicht gehungert wird, weil der Körper sich auf die innere Ernährung umgestellt hat, so ist das zwar einleuchtend, aber trotzdem stehen viele dem Fasten noch skeptisch gegenüber. Denn jeder hat schon mal erlebt, wie in der Magengegend ein Gefühl von Hunger bohrt, wenn einmal eine Mahlzeit übersprungen worden ist. Fragt man aber einen Fastenden, ob er Hunger hat, wird man die erstaunliche Antwort bekommen: »Nein, ich fühle mich sehr wohl.« Und so entschließt sich vielleicht auch der größte Skeptiker dazu, das Fasten auszuprobieren.

Wenn wir über Hunger sprechen, müssen wir differenzieren, nämlich in »wirklichen Hunger« – der körperlich deutlich zu spüren ist – und in Appetit oder Lust auf Essen. Auch seelischer Hunger, zum Beispiel der Hunger nach Liebe und Zärtlichkeit, kann sich auf die Körperebene verschieben und tatsächlich Hungergefühle auslösen.

Der »wirkliche Hunger« ist oft nur ein paar Minuten zu spüren und verschwindet, wenn man ihn gewähren läßt, bald wieder. Bestimmt haben Sie das auch schon erlebt, wenn Sie dem Hungergefühl nicht gleich nachgekommen sind, weil sie keine Zeit zum Essen hatten, daß es bald wieder weg war. Wäre es die ganze Zeit über spürbar geblieben, hätten Sie sicherlich etwas zu sich genommen. Natürlich hat jeder Mensch individuell verschieden intensive Hungergefühle und verhält sich dementsprechend. Manche glauben, ohne regelmäßige Mahlzeiten nicht auskommen zu können, manche lassen gar keinen Hunger aufkommen, weil sie ständig etwas essen, und andere wiederum essen nur eine Kleinigkeit und verspüren trotzdem kein Hungergefühl.

Die Lust auf Essen, die sogenannten Gelüste, sind nicht wirklich Hunger. Wir würden nur gerne etwas essen oder haben ein Verlangen auf bestimmte Gerichte. Hunger ist ein Körpergefühl, das eine Botschaft aussendet, mit der Aufforderung, dem Körper Nahrung zuzuführen. Der Körper hat sich durch die Bildung von Speichel und Magensäften auch darauf vorbereitet. Beim Fasten hat man in der Regel keinen wirklichen Hunger, denn der Körper hat die Produktion von Speichel und Verdauungssäften stark reduziert. Das macht sich meist ab dem dritten Fastentag durch einen trockenen Mund bemerkbar. Beim Fasten muß viel getrunken werden. Das während der ersten Tage (in der Umstellungsphase) noch mögliche Hungergefühl kann rasch durch das Trinken besänftigt werden. Der Hunger verschwindet genauso, als ob man etwas essen würde.

Sehr wichtig ist das »Ja«, die freiwillige Entscheidung zum Fasten. Je bewußter und klarer das Ja zum Fasten ist, desto leichter fällt es. Es ist immer wieder zu beobachten, daß ein halbherziges, »naja, probieren wir es halt mal« oder ein erzwungenes Fasten (der Verstand will, aber die Seele nicht), oder wenn man sich vom Partner überreden ließ, nicht immer als angenehm erlebt wird. Beim geringsten Frust, der von außen oder von innen kommt, verspürt man eine Lust auf Essen und läuft Gefahr, ein schwach vorhandenes Hungergefühl statt mit Trinken durch Essen zu besänftigen.

Optimal verläuft ein Fasten dann, wenn die innere Einstellung besteht (oder geübt wird), »Ich kann auf Essen verzichten, ich habe ein Bedürfnis nach innerer Reinigung, und ich gönne mir beim Fasten Ruhe, ich besinne mich auf das Wesentliche in meinem Leben.« Dieses Bewußtsein schafft die Motivation zum Fasten. Diese Einstellung ist nicht immer gegenwärtig, und es ist deshalb erforderlich, sie sich immer wieder klar zu machen. Die äußeren Umstände, zum Beispiel Berichte durch Medien, deren Autoren selbst nie die Fastenwirkungen erlebt haben und deswegen das Fasten auch nicht richtig darstellen können, tragen durch einseitige bzw. sensationsbedingte Berichterstattung zur Verunsicherung bei. Leider haben auch viele Ärzte noch keine Fastenerfahrung an sich selbst gemacht und können daher oft den Ratsuchenden keine Hilfe sein.

Die Frage »Ich muß doch auch kochen, kann ich denn da überhaupt fasten?« wird sehr häufig gestellt. Dazu kann ich auf meine ambulant durchgeführten Fastengruppen verweisen. Etwa 90% dieser Frauen müssen während der Fastenzeit für ihre Familien kochen. Ich erinnere mich an keinen Fall, bei dem aus diesem Grunde das Fasten abgebrochen wurde. Manchmal kochen Frauen während des Fastens sogar ausgesprochen gerne und mit einer besonderen Hingabe, die sie sonst nicht so spürten. Mit Vorliebe werden in dieser Zeit auch Rezepte und Kochbücher durchgesehen, und so manche Frau beschäftigt sich mit gesunder Ernährung, macht Pläne, was sie Gutes kochen kann, wenn sie wieder mit der Familie mitessen wird. Natürlich kann das Zubereiten von Speisen auch den Appetit anregen. Nach meiner Erfahrung ist das aber nur in den ersten paar Tagen der Fall. Ich meide dann, wenn möglich, die Küche oder den Duft von frischem Brot. Danach aber macht mir das Kochen wieder mehr Spaß als sonst.

In meinen ambulant geführten Kursen gehen die meisten Fastenden ihrer Beschäftigung nach. Zahlreiche Verkäuferinnen, die tagsüber hinter der Wurst- oder Käsetheke stehen, Bäcker, ja sogar Köchinnen und Dorfhelferinnen haben während ihrer Arbeitszeit erfolgreich gefastet, obwohl sie ständig vor appetitlich angerichtetem Essen und guten Düften umgeben sind.

Der Fastende verspürt auch deshalb keinen Hunger, da er von innen ernährt wird.

Dem Menschen stehen zwei Möglichkeiten zur Verfügung, um seinen Körper zu »ernähren« und Energie zu gewinnen:

- Ernährung von außen durch die Nahrung. Beim Essen lebt der Körper von den Lebensmitteln, die ihm zugeführt werden. Die Nahrung wird im Magen aufgenommen und zur Verdauung im Darm vorbereitet. Die einzelnen Nahrungsbestandteile (wie Glucose, Fettsäuren, Vitamine, Mineralien) gelangen dann über den Darm in das Blut zur Zelle. Dort findet in den Mitochondrien die Energiegewinnung statt. Kraft und Wärme entstehen. Wird mehr gegessen als man braucht, lagert der Körper das zuviel Gegessene in Form von Depotfett im Bindegewebe und im Unterhautfettgewebe ab. Es werden sozusagen die Speisekammern gefüllt, wenn wir eine Mahlzeit mit einem hohen Energiegehalt, der ja bekanntlich in Kalorien oder Joule gemessen wird, aufnehmen, aber im Moment nicht benötigen.
- Ernährung aus den Körperdepots – Ernährung von innen. Beim Fasten ernährt sich der Körper aus den angelegten Fett- und Eiweißdepots. Energie und Wärme entstehen aus der Rückgewinnung und Verbrennung von Kohlenhydraten, Eiweiß und Fett. Die innere Ernährung geschieht immer automatisch dann, wenn die Zufuhr von äußerer Ernährung unterbleibt. Zum Beispiel fasten wir jede Nacht und haben normalerweise keinen Hunger. Auch bei einer Reduktionsdiät wird teilweise auf eine innere Ernährung umgeschaltet.

Alles was der Mensch an Nahrungsbestandteilen zum Leben braucht, ist für gewisse Zeit in unserem Körper. Wir müssen ihm im Grunde genommen nur ausreichend Flüssigkeit zuführen, denn hier entstehen erhebliche Verluste durch die ständige Ausscheidung von Urin und Schweiß. Die Speicher für Mineralstoffe und Vitamine sind allerdings in unserer heutigen Zeit nicht so üppig gefüllt wie die Speisekammer für Fett und Eiweiß. Deshalb ist es wichtig, den Körper beim Fasten mit organisch gebundenen Vitaminen und Mineralstoffen zu unterstützen. Kleine Mengen erhalten wir natürlich auch über Obst- und Gemüsesäfte, Wasser und über den Teelöffel Honig.

Da der Körper damit alles in sich hat, was er braucht, und ihm etwa 3 l Flüssigkeit pro Tag zugeführt werden, hungert er nicht, und wir können getrost einige Zeit von den Speichern leben.

Die Angst, ohne Nahrung verhungern zu müssen, ist völlig unbegründet. 60–80 Tage kann ein normalgewichtiger gesunder Mensch ohne Nahrungszufuhr überleben, wenn er genügend Flüssigkeit trinkt. Ohne Flüssigkeitszufuhr würden wir allerdings schon nach wenigen Tagen sterben. Eine Schädigung der Gesundheit kann aber nach 40 Tagen auftreten. 40 Tage sind also die Grenze eines gesunden Fastens, und so lange sollte man nur unter ständiger ärztlicher Überwachung fasten.

Ein untergewichtiger Mensch kann auch fasten, allerdings entsprechend kürzer.

Das Umschalten von Essen auf innere Ernährung erfolgt durch die Darmentleerung und die geistige Einstellung des Fastenden. Die gründliche Darmreinigung ist wichtig, denn erst wenn der Darm leer ist, beginnt die Versorgung aus dem Gewebe, dann essen wir sozusagen von innen, essen etwas von uns selbst. Der Körper wartet nicht mehr auf die Nahrung, die er normalerweise von außen erhalten würde.

Zu Beginn des Fastens verfügt der Körper noch über Kohlenhydratreserven (zum Beispiel in Form von Leber-Glykogen). Wenn diese Reserven verbraucht sind, findet der Fettabbau statt. Beim Fettabbau aus den Bindegewebedepots werden gleichzeitig Stoffwechselschlacken und verschiedene Homotoxine (Körpergifte) frei und abgebaut. Die Ausscheidung findet ebenfalls über Blut, Leber und Nieren und den sonst üblichen Ausscheidungswegen, wie Darm, Blase, Haut und Atmung, statt.

Fasten statt Reduktionsdiät

Fasten ist leichter durchzuhalten und durchzuführen als eine Reduktionskost. Das wird von Fastenden immer wieder bestätigt. Sätze wie: »... daß war ja viel einfacher, als die Diäten, die ich bisher gemacht habe«, oder »ich konnte mir nicht vorstellen, daß ich nicht hungern mußte« und »ich war beim Fasten nicht so nervös oder unzufrieden wie bei den zahlreichen Kuren, die ich gemacht habe« sind typische Aussagen.

Viele finden es gut, daß beim Fasten das lästige Kalorienzählen wegfällt. Und mit der »Ehrlichkeit« sich selbst gegenüber hat man es auch viel leichter. Wer kennt es nicht, daß man weniger Kalorien berechnet oder sich doch noch eine dünne Scheibe Brot gönnt, weil man meint, die gesetzte Reduktionsgrenze noch nicht erreicht zu haben. Die zunächst verheißungsvolle Diät wird oft durch exotische oder saisonabhängige Zutaten in den Rezepten erschwert, und die anfängliche Begeisterung läßt bald nach.

Beim totalen Verzicht auf Nahrung verkleinert sich der Magen. Als Muskelgewebe hat er die Möglichkeit, sich zusammenzuziehen oder auszudehnen. Er dehnt sich oft stark aus bei übermäßigem Essen, was man spüren kann, wenn man tags darauf, nach einem üppigen Festmahl, bereits wieder Hunger hat. Erstfaster, besonders aber Vielesser haben deswegen zu Beginn des Fastens eher Umstellungsschwierigkeiten, was durch viel Trinken behoben werden kann. Im weiteren Fastenverlauf zieht sich der Magen auch zusammen.

Bei einer Reduktionskost aber zieht sich der Magen nicht zusammen, nur sehr mühsam gewöhnt man sich daran, weniger zu essen. Daher ist es viel schwieriger, weniger zu essen, als sich völlig der Nahrung zu enthalten. Mit einer Reduktionskost bekommen wir immer zu wenig, und das ständige »Unbefriedigtsein« läßt so manchen die Kur vorzeitig abbrechen. Die Lebensmitteltechnologie bzw. pharmazeutische Industrie bietet daher Produkte an, die Quellstoffe enthalten und dem Magen ein Sättigungsgefühl vortäuschen. Nach dem Fasten ist der Einstieg in eine Reduktionskost leicht, der Körper kommt mit wenig Essen aus. Zum Frühstück nach dem Fasten reicht dann ein halber Apfel aus. Auch der Einstieg in eine Rohkosternährung ist viel leichter, als wenn vom »Normalessen« in Rohkosternährung umgestellt wird.

Die Gewichtsabnahme beim Fasten

Fasten ist die einfachste, der Natur entsprechende Möglichkeit, Gewicht zu verlieren und zugleich den Körper zu regenerieren. Wer das Fasten kennengelernt und seine Wirkungen erfahren hat, schätzt die schnelle, unkomplizierte Gewichtsabnahme und wird in der Regel auf die zahlreich angebotenen, ständig neuen Diäten und »Wunderkuren« mit ihren übertriebenen Versprechungen verzichten. Diese oft einseitigen Diäten lösen ohnehin schnell Widerwillen und Überdruß aus. Viele stören zudem empfindlich das Nährstoffgleichgewicht im Körper und sind damit häufig alles andere als gesund.

Die Gewichtsabnahme bei einem zehntägigen Fasten beträgt etwa 4–8 kg. Dabei nimmt man in den ersten zwei bis drei Tagen, bedingt durch die Darmreinigung und die anfangs starke Entwässerung, etwa 2–3 kg ab. Das ist allerdings noch keine »echte« Gewichtsabnahme, denn der Fettabbau beginnt ja erst ab dem zweiten bis vierten Tag. Die vermehrte Wasserausscheidung reduziert sich, so daß nach dem dritten Fastentag deutlich weniger abgenommen wird. Manchmal kommt es vor, daß der Zeiger der Waage für einen oder zwei Tage stillsteht. Durchschnittlich kann man mit einer Gewichtsabnahme von einem Pfund pro Fastentag rechnen. Durch den Obsttag kann bereits auch schon ein Pfund abgenommen werden.

Bedingt durch geschlechtsspezifische Hormone nehmen Männer mehr ab. Das weibliche Sexualhormon Östrogen fördert die Fettbildung, wogegen das Testosteron die Muskelbildung und Tonisierung anregt. Muskulöse Menschen verbrauchen mehr Brennstoff als Menschen mit mehr Fettgewebe und einem eher schwachen untrainierten Körper.

Die individuelle Gewichtsabnahme wird zudem durch weitere Faktoren beeinflußt, wie dem Wasser- und Salzhaushalt des Körpers und der hormonellen Lage.

- Die Gewichtsverluste sind in der Regel höher bei Personen, die vermehrt Wasser im Gewebe einlagern bzw. konstitutionell ein schwammiges Gewebe haben. Meist nimmt daher ein Übergewichtiger mehr ab als ein Normalgewichtiger.
- Kurz vor oder während der Menstruation kommt es oft entweder zu einem Stillstand beim Abnehmen oder manchmal wird sogar vermehrt Wasser im Gewebe eingelagert, so daß während des Fastens kurzfristig ein leichter Gewichtsanstieg zu verzeichnen ist. Man braucht aber deswegen nicht den Mut zu verlieren, denn am nächsten Tag zeigt die Waage eine um so deutlichere Abwärtsbewegung an. Auch bei Unterfunktion der Schilddrüse kann die

Gewichtsabnahme geringer sein. Eine Fastenkur kann aber zur Regulierung der Hormone beitragen.

- Die Einnahme von Medikamenten und Hormonen beeinflußt ebenfalls die Gewichtsabnahme. Durch Hormonengabe bei Wechseljahrsbeschwerden kann die Gewichtsabnahme geringer oder langsamer sein. Ein Kaliummangel, verursacht durch Laxantia (Abführmittel), Diuretika (Entwässerungsmedikamente) und Durchfälle, verzögert nicht nur die Gewichtsabnahme, sondern muß durch Kaliumgabe bereits vor dem Fasten behoben werden. Daher ist vorbeugend auf eine optimale Mineralstoffversorgung zu achten.
- Eine ausreichende Sauerstoffzufuhr und sportliche Betätigung begünstigen ebenfalls die Gewichtsabnahme.
- Möglicherweise haben Wettereinflüsse und Jahreszeiten ebenfalls einen Einfluß auf die Gewichtsabnahme. Nach meiner Beobachtung ist die Gewichtsabnahme im Frühjahr höher als im Herbst. Zum einen mag es daran liegen, daß wir uns im Frühjahr wieder aktiver in der Natur und an der frischen Luft bewegen, zum anderen kann es an der günstigeren Zeitqualität liegen. Wird bei abnehmenden Mond gefastet, so soll die Gewichtsabnahme leichter sein, ein Fastentag an einem Neumondtag soll Krankheiten vorbeugen. Nach meinen Beobachtungen konnte ich weder bei mir noch in den Fastengruppen eine verstärkte Gewichtsreduktion bei abnehmendem Mond feststellen. Möglicherweise ist das Fasten aber in dieser Zeit leichter.
- Einen weiteren Einfluß auf das Abnehmen hat das seelische Befinden. Wenn jemand ein Problem noch nicht lösen und innerlich nicht loslassen kann, kann sich das ebenfalls auf der körperlichen Ebene auswirken. So verhindert gerade eine Fixierung auf das gewünschte Gewicht eine erfolgreiche Abnahme.
- Der Körper besitzt seine eigene »innere Intelligenz«, den ich »inneren Heiler« nenne, der auch als »innerer Arzt« be-

zeichnet wird. Dieser weiß, welches Gewicht im Augenblick für den Betreffenden richtig ist, und läßt sich nicht durch unser Wunschdenken beeinflussen, das wiederum von »Modeströmungen« und den damit verbundenen Vorstellungen geprägt wird.

Die Gewichtsabnahme ist für viele Menschen der Grund, warum sie fasten. Daher ist es günstig, sich bei Beginn des Fastens am Entlastungstag auf die Waage zu stellen und das Gewicht zu notieren. Wiegen Sie sich möglichst immer zur selben Zeit, am besten morgens nüchtern, entweder nackt oder nur im Nachthemd bzw. Schlafanzug, ohne Schuhe. Sie sollten vorher immer auf der Toilette gewesen sein. Dann wissen Sie genau, was sie abgenommen haben. Die Waage ist auch nach dem Fasten zur Gewichtskontrolle sehr wichtig.

Gerade Menschen mit Übergewicht sind durch das schnelle Purzeln von Pfunden (durchschnittlich 5 kg in zehn Tagen) motiviert worden, weiter abzunehmen. Oft kommt das Argument, daß eine so schnelle Gewichtsabnahme doch nichts bringt, es würde danach sofort alles wieder zugenommen werden. Dazu möchte ich sagen, daß Fasten eben mehr ist als nur Gewichtsabnahme, denn hier steht im Vordergrund die Reinigung des Körpers, und die Abnahme des Körpergewichts ist dabei nur ein guter Nebeneffekt. Nach den eigenen Erfahrungen mit meinem Gewicht und aus der Arbeit mit Fastengruppen kann ich behaupten, daß nach dem Fasten nicht zugenommen wird, wenn der Aufbau richtig gemacht wurde. Wird wieder zugenommen, so liegt das meistens am falschen Aufbau. Allerdings ist eine Gewichtszunahme nach dem Fasten von etwa 1 kg als normal anzusehen, da Magen und Darm sich wieder mit Nahrung füllen und der Organismus Wasser aufnimmt.

Natürlich sollte man sich schon während des Fastens über gesunde und richtige Nahrungsmittelauswahl informieren und sein Ernährungsverhalten überprüfen, um sich gesünder zu ernähren. Günstig ist es, zum Gewichthalten zwischendurch einen Fastentag einzuschalten. Das empfiehlt sich besonders nach einem Schlemmertag. Machen Sie es sich zur Regel: »Nach einem Festtag mach einen Fasttag.« Empfehlenswert ist, zweimal im Jahr für zehn Tage zu fasten. So läßt sich das Gewicht halten, und nach jedem Fasten macht der Betreffende einen Bewußtseinsschritt in Richtung gesunder Ernährung. Wer eine Fastenkur gemacht hat, weiß, daß er fasten und abnehmen kann, und das gibt Sicherheit. Ein großer Teil meiner Kursteilnehmer konnte so das Gewicht nach dem ersten Fasten halten oder nahm sogar erfolgreich weiter ab.

Besonders bei Menschen mit Gewichtsproblemen ist es erforderlich, daß sie ihre Einstellung zum Essen verändern. Statt Frust und schlechtem Gewissen, das durch Kalorienzählen und Genußverbote immer ausgelöst wird, ist es wichtiger, daß die Nahrung geschätzt wird. Das Empfinden von Lust und Freude am Essen genießen zu lernen und bewußt und liebevoll mit der Nahrung und mit sich selbst umzugehen, muß wieder vermittelt werden. Dies ist der Schlüssel, der zu mehr Zufriedenheit mit sich selbst führt.

Seelische Hintergründe von Übergewicht

Sehr viele Menschen sind heutzutage mit ihrem Gewicht unzufrieden.

Gewichtsprobleme aber haben diejenigen, die unter ihrem Gewicht und damit unter sich selbst leiden. Dabei spielt es keine große Rolle, ob die Waage 2 kg oder 20 kg zuviel anzeigt, allein die Tatsache, daß ein Leidensdruck besteht, sowie das subjektiv empfundene Leid bestimmen die Intensität des Problems und die darauf ausgerichtete Ernährungs- und/oder Psychotherapie. Im Gegensatz dazu muß ein Übergewichtiger nicht zwangsläufig Gewichtsprobleme haben.

Viele Dicke sind durchaus zufriedene gemütliche und gesellige Menschen oder sie behaupten es jedenfalls. Wer sich so äußert, sollte ehrlich prüfen, ob er sein Aussehen und das Gewicht wirklich angenommen hat oder ob es sich dabei um Resignation und damit Verdrängung des Problems handelt. Manchmal kann ein übertriebenes »ich stehe zu meinem Gewicht!«, wie sich das beispielsweise neuerdings in der Lobby für Dicke ausdrückt, auf eine Kompensation der ursprünglichen Probleme hinweisen. Diese Lobby für Dicke ist trotzdem zu begrüßen, da sie das Selbstbewußtsein der Menschen, die Gewichtsprobleme haben, fördert.

Gründe für das Übergewicht

Übergewicht entsteht, wenn die Energiezufuhr höher ist als der Energieverbrauch, d. h., daß der Körper ständig Reserven anlegt. Wer also immer zuviel ißt, darf sich nicht wundern, wenn er Übergewicht hat.

Im Gegensatz dazu gibt es Menschen, die wenig essen und trotzdem Übergewicht haben oder die sozusagen »schon beim Anschauen von Speisen« dick werden. Der Energieverbrauch bzw. der Stoffwechsel hängt von der hormonellen Lage ab. In der Schilddrüsenunterfunktion ist der direkte Zusammenhang sichtbar. Auch die Einnahme der Antibabypille oder von Hormonen bei Wechseljahrsbeschwerden kann dazu führen, leichter zuzunehmen. In der Schwangerschaft findet ebenfalls eine Hormonumstellung statt, so daß auch hier einige Frauen überdimensional zunehmen, was nicht in Korrelation zur tatsächlichen Nahrungsaufnahme steht. Medikamente können ebenso das Gewicht beeinflussen (zum Beispiel Cortison oder Antidepressiva). Ein Mangel an Vitaminen und Mineralstoffen kann den Körper dazu animieren, vermehrt Nahrung aufzunehmen. Besonders Frauen haben sich angewöhnt, bei Durst zu essen, statt zu trinken, so daß sich mit der Zeit das Durstgefühl in Hunger gewandelt hat.

Übergewicht als Ausdruck eines seelischen Mangels
Dem Übergewicht des Körpers steht meistens ein Mangel auf der Seelenebene gegenüber. Was der Seele fehlt, wird durch Essen ersetzt. Das persönliche Eßverhalten und die Körperform sind somit Ausdruck des Seelenlebens, das – neben der Lernaufgabe mit dem Problem des Übergewichts – auch wesentlich durch unsere frühkindlichen Prägungen bestimmt wird.

Ein Kind, das immer alles aufessen mußte, Süßigkeiten oder Kekse als Trost bekam und bereits als Baby mit dicken Breien vollgestopft wurde, wird häufig auch als Erwachsener mit Gewichtsproblemen zu kämpfen haben: »Dickes Baby bedeutet zugleich dicker Erwachsener«, das kann man immer wieder lesen. Diese Theorie bringt jedoch keine Lösung für das Übergewicht, sondern ist eine Schuldzuweisung, die nicht weiterhilft.

Wir suchen deswegen gerne die Ursachen für das Übergewicht in der hormonellen Steuerung oder in den von den Eltern übernommenen Mustern, weil uns dies von unserer Eigenverantwortung ablenkt. Jeder Mensch ist vom Eßverhalten der Eltern her geprägt, aber nicht jeder Mensch ist dick, und so sind diese Ausreden schnell entlarvt.

Übergewicht und Schönheitsideale
Ein weiterer Punkt, unter dem Gewichtsprobleme zu betrachten sind, ist unsere Sichtweise bezüglich dessen, was wir als »schön,« »richtig« und »gut«, also für unsere Ideale halten. Diese unterliegen aber dem Einfluß des Zeitgeists und der jeweiligen Kultur. Schön ist, was der augenblicklichen Mode entspricht. Das Schönheitsideal der Renaissance, die wohl berühmteste Schönheit Mona Lisa, gefällt

uns heute nicht mehr, und den übergewichtigen Damen, die Rubens schön fand, würden wir zum Fasten raten. Das damals als schön, reizvoll, weiblich empfundene breite Becken, die mollige Figur mit dem etwas kleineren Busen der nackten Venus gefällt heute nicht mehr. Noch um die Jahrhundertwende galten dicke Menschen als Respekt- und Machtpersonen. Die Körperfülle war ein Zeichen für Reichtum und Einfluß.

Wir müssen aber gar nicht in die Vergangenheit gehen, um verschiedene Schönheitsideale zu finden. Der orientalische oder indische Geschmack bei weiblichen Figuren unterscheidet sich erheblich vom europäischen Empfinden. Das Ideal bei uns heute aber heißt »Schlanksein«. Es wird gleichgesetzt mit Schönheit, Attraktivität, Leistungsfähigkeit, Dynamik und verkörpert im hohen Maße die alte Sehnsucht des Menschen nach ewiger Jugendlichkeit. Genau dieses Bild vermitteln uns die Medien. Sie machen uns vor, nur wer diesem Bild entspricht, wird anerkannt, erreicht seine Ziele, ist erfolgreich und wird geliebt.

Laut Untersuchungen, veröffentlicht im Ernährungsbericht der DGE, träumen etwa 73% der Frauen von einer sehr schlanken Figur, unterhalb des Normalgewichts, etwa 40% der Frauen sind mit ihrem Gewicht unzufrieden. 90% der Teenager wünschen sich eine superschlanke Figur, und jeder zweite Teenager möchte abnehmen. Für Männer scheint es offenbar noch nicht so wichtig zu sein (sind sie selbstbewußter oder unkritischer sich selbst gegenüber?), ihre Idealfigur zu erreichen. Zwar möchten 72% der Männer einen schlanken Körper, nach eigener Einschätzung haben etwa 50% diese Figur, aber über 35% der Männer sind übergewichtig, jedoch nur 40% der Übergewichtigen möchten abnehmen. Nach einer anderen Studie, nämlich nach den Ergebnissen der nationalen Verzehrstudie (Band 18 der Materialien zur Gesundheitsforschung des Bundesministeriums für Forschung und Technologie, Bonn 1991) haben 47%

der Frauen und 39% aller Männer in Deutschland Übergewicht.

Betrachten wird diese Zahlen, dann wird es doch jedem deutlich, daß das Idealbild des »schlanken Menschen« zwischenzeitlich ein weitgehend konjunkturunabhängiger, eben immerwährender riesiger Markt für Diäten, Schlankheitspillen und -drinks, Fitneß-, Sport- und Gesundheitsartikel, Bücher und Zeitschriften etc. ist.

Wer entspricht der Norm?

In den letzten Jahren wurde von seiten der Ärzteschaft viel unternommen, um die Bevölkerung über die gesundheitlichen Risiken des Übergewichts aufzuklären und das Bewußtsein für gesunde Ernährung und Idealgewicht zu fördern. Doch die daraus resultierenden widersprüchlichen Studien über das für die Gesundheit des Menschen ideale Gewicht haben kaum dazu beigetragen, an der Ernährungs- und Lebenssituation der Menschen etwas zu ändern. Allein die Tatsache, daß es verschiedene Menschentypen gibt (nach Kretschmer den meist kurzgliedrigen pyknischen Typ mit rundem Kopf, vorspringendem Bauch, dessen Fettansatz bereits in jungen Jahren schon bedeutend ist, und den athletischen Menschen, mit starkem Knochenbau und Muskeln, sowie den schlanken Typus, den Leptosomen, oder aber den in der Homöopathie bezeichneten lymphatischen Typ, mit runden Formen, verlangsamtem Stoffwechsel und wasserreichem Gewebe, mit starker Neigung zur Gewichtszunahme), macht es schwierig, ein für jeden gültiges Ideal- oder Normalgewicht aufzustellen.

Nach BROCA errechnet sich das Normgewicht folgendermaßen: Körpergröße in cm minus 100, zieht man davon 10% ab, erhält man das Idealgewicht, addiert man zum Normalgewicht 10%, so spricht man von Übergewicht, bei 20% über Normalgewicht beginnt die Fettsucht. Berechnungsbeispiel:

170 cm groß – 100 ergibt ein Normalgewicht von 70 kg, minus 10% = 63 kg Idealgewicht, ab 77 kg beginnt das Übergewicht, ab 84 kg spricht man von Fettsucht.

Das seelische Muster

Das Übergewicht birgt unbestritten höhere gesundheitliche Risiken als das Normalgewicht, aber auch diese Tatsache hilft nicht im Kampf gegen die überflüssigen Pfunde. Zu raffiniert sind die seelischen Mechanismen, die das seelische Muster für das Gewichtsproblem verteidigen. Der Mensch – und schon gar nicht die Seele des Menschen – läßt sich in keine einheitliche Norm pressen. So helfen die meisten Diäten und Methoden zur Gewichtsabnahme oft nur für kurze Zeit. Läßt die Disziplin nach, stellt sich bald der alte Zustand wieder ein. Das implizierte Bild »der schönen superschlanken Frau« oder der »athletische Körper des erfolgreichen Mannes« ist eben deshalb nicht so leicht zu erreichen, weil es nicht übereinstimmt mit der eigenen inneren Persönlichkeit, der Idee unseres Wesens.

So wie sich in jedem Krankheitsbild ein bestimmtes seelisches Muster und ein damit verbundener Konflikt über den Körper ausdrücken, so sind die Körperform und das Übergewicht nicht zufällig, sondern identisch mit der inneren Persönlichkeitsstruktur, den Urprinzipien, den verdrängten oder nicht bewußten Konflikten und Aufgaben. Lernt man diese Zusammenhänge sehen, erhält das Gewichtsproblem für den Betroffenen Bedeutung. Damit beginnt die Frage nach dem Hintergrund oder dem Sinn des Problems und enthält damit bereits die Lösung. Um sie zu finden, d. h., um die Antwort zu erhalten, müssen also Fragen gestellt werden. Dazu muß man als ersten Schritt das Gewichtsproblem betrachten und sich damit auseinandersetzen, um herauszufinden, was dahintersteht. Welcher seelische Mangel ließ den Körper dick werden, was versteckt sich hinter einem dicken Bauch, oder was haben dicke Oberschenkel, ein dicker Hintern oder ein Doppelkinn für eine analoge Bedeutung zur Seele?

Die seelischen Hintergründe von Gewichtsproblemen sind vielfältig und benötigen eine Behandlung auf der Seelenebene. Viele Therapien sind wenig erfolgreich, weil die Zielsetzung und damit Fixierung die Beseitigung des Gewichtsproblems anstrebt. Meines Erachtens kann ein Problem nicht beseitigt werden, sondern muß »erlöst« werden. Das bedeutet, daß das seelische Muster, das dem Symptom »Übergewicht« zugrunde liegt, bewußt gemacht und seine Botschaft verstanden wird. Damit wird eine Aussöhnung mit der solange geplagten Schwierigkeit möglich. Indem erkannt wird, an welchen Mangel es uns erinnert, können wir beginnen, diesen bewußt einzulösen, damit das Symptom überflüssig wird.

Das Symptom des Übergewichts ist wie eine Kontrollampe im Auto, die aufleuchtet, um zum Beispiel anzuzeigen, daß die Handbremse gelöst werden soll. Wird sie gelöst, erlischt das Signal.

Bei der Erforschung der Hintergründe des Übergewichts gehen wir genauso vor wie bei der Betrachtung der seelischen Muster und den Zusammenhängen mit Krankheitsbildern. Um erste Hinweise auf die seelischen Hintergründe des Gewichtsproblems zu erhalten, können Sie sich für sich selbst die nun folgenden Fragen beantworten. Wichtig ist, auf den ersten Gedanken oder das erste Bild zu achten, das spontan auftaucht. Das ist meistens schon richtig und führt zur Antwort.

- Frage 1:
  Seit wann besteht das Übergewicht?

- Frage 2:
  Welche Lebensumstände haben sich da verändert?
- Frage 3:
  Was fehlt mir im Augenblick in meinem Leben?
- Frage 4:
  Welche Nachteile habe ich durch das Übergewicht?
- Frage 5
  Was verhindert es?
- Frage 6:
  Wozu nützt mir mein Übergewicht?
- Frage 7:
  Wozu benutze ich es?
- Frage 8:
  Welchen Vorteil habe ich?

Dazu ein Beispiel auf die Frage 2:
Die spontane Antwort könnte heißen: »Seit ich Hausfrau und Mutter bin.«
Nun findet sich bereits die Antwort auf Ihr Gewichtsproblem bei der Frage 3, nachdem als spontane Antwort kommt: »Mir fehlt seit dieser Zeit die Anerkennung, die ich im Berufsleben hatte.« Die Aufgabe ist nun, sich mit dem Problem der fehlenden Anerkennung weiter auseinanderzusetzen.

Essen als Genußprinzip

Essen bedeutet nicht nur Nahrung aufzunehmen, um die Funktionen des Körpers aufrechtzuerhalten, sondern ist Lust. Essen macht Freude, gutes Essen ist Genuß. Ein appetitlich angerichtetes Mahl regt unsere Sinne an. Was wäre ein Fest ohne Essen, ein vergnüglicher Ausflug ohne Picknick? Beim Geschäftsessen öffnet sich der Partner besonders leicht und Vertrauen entsteht. Die erste Verabredung, das erste Annähern eines Liebespaares ist eine Einladung zum

Essen. Je später der Abend und je genußvoller der Wein, desto venusischer verläuft er. Denn dem Urprinzip Venus unterstehen die sowohl mit dem Essen als auch mit der Sexualität verbundenen Begriffe wie Genuß, Lust, Sinnlichkeit, Harmonie, Liebe und Sexualität. Bereits der Sprachgebrauch verrät den Bezug zur Liebe und zur Sexualität. So geht die Liebe durch den Magen. Oder der Mann hat Lust auf ein süßes Mädchen, das er vernaschen möchte. Lust auf Süßes befriedigt unsere Sehnsucht nach Geborgenheit, Liebe und Sexualität. Süßigkeiten, besonders Schokolade, heben die Stimmung. Diesen Zusammenhang bestätigen Wissenschaftler am Massachusetts Institute of Technology. Sie erforschten, welche Nahrungsmittel Gefühle von Zufriedenheit, Gelassenheit und Ausgeglichenheit hervorrufen, und kamen zum Ergebnis, daß Zucker und stärkehaltige Nahrungsmittel den Serotoninspiegel, einen Überträgerstoff oder Neurotransmitter, der für Ausgeglichenheit und Befriedigung wichtig ist, erhöhen. Durch den Genuß von Süßigkeiten werden zudem euphorisierende Stoffe, sogenannte Endorphine, freigesetzt, die die Stimmungslage zwar erhöhen, gleichzeitig aber auch den Fettpanzer wachsen lassen. Bei Unzufriedenheit, Streßsituationen, bei Ärger und Frust werden diese Gefühle mit einem Stück Torte, süßem Riegel bis hin zu Freßattacken mit energiereicher Nahrung unterdrückt.

Amerikanische Forscher haben ebenfalls herausgefunden, was Frauen längst wissen, daß ein direkter Zusammenhang zwischen der Befriedigung der sexuellen Bedürfnisse und dem Genuß von Süßigkeiten besteht. In der psychotherapeutischen Arbeit mit Eßstörungen, beispielsweise bei Bulimie und Magersucht, wird dann die Beziehung zwischen Liebe, Sexualität und den damit verbundenen Gefühlen und dem Eßverhalten sehr deutlich. So müssen frühkindliche Störungen und Traumata vor allem im sexuellen Bereich aufgearbeitet werden, die ansonsten ein gesundes Selbstwertgefühl und eine zufriedenstellende Sexualität nicht zulassen.

Bei vielen Übergewichtigen ist also das Prinzip der Venus verletzt. Durch die Reduktionskost und das Zählen von Kalorien haben sie verlernt zu genießen. Schuldgefühle nach einem übermäßigem Mahl und die Angst, wieder zuzunehmen, verhindern die Lust am Essen. Eine asketische Lebensweise ist aber nicht im Sinne des Venusprinzips.

Die folgende Meditation kann Ihnen helfen zu klären, wie Sie mit diesem Genußprinzip umgehen und ob ihre Bedürfnisse zufriedengestellt sind oder ein Mangel besteht.

Meditation

Dazu lesen Sie erst den nachfolgenden Text, dann schließen Sie die Augen, entspannen sich und beginnen mit der Übung. Vielleicht ist schon beim Durchlesen ein Gedanke entstanden, den Sie mit geschlossenen Augen weiterverfolgen können. Denn Sie wissen bereits, daß der erste Impuls der richtige ist. Sie können aber auch mit offenen Augen meditieren, Frage für Frage lesen, darüber meditieren und weitergehen. Wichtig ist nur, daß sie ungestört sind, sich Zeit nehmen und sich dem Tagträumen hingeben können. Dazu machen Sie es sich bequem.

Stellen Sie sich nun Ihr Genußprinzip, Ihre innere Venus als eine in Ihnen wohnende Person vor.

- Wie sieht Sie aus? Achten sie auf ihr Aussehen: Alter! Kleidung!
- In welcher Umgebung ist sie? In einem Raum? Im Freien? Alleine oder in Gesellschaft?
- Wie fühlt sie sich? Versuchen Sie ihre Stimmung wahrzunehmen.
- Was tut sie gerade? Womit ist sie beschäftigt?

- Gibt es etwas, das sie lieber tun würde?
- Welche Sehnsucht hat sie?
- Welchen Wunsch richtet sie nun an Sie?

Als weiterer Schritt zur Vertiefung der Meditation empfiehlt es sich sehr, dieses Prinzip in Form Ihrer inneren Venus zu malen, d. h., Ihre inneren Bilder nach außen auf Papier zu bringen. Sie werden erstaunt sein, welche Fülle von Informationen Sie dabei erhalten. Wichtig ist beim Malen die Spontaneität.

Eine weitere gute Übung ist, Ihre Venus zu Wort kommen zu lassen. Nehmen Sie entweder Ihr Tagebuch oder ein Blatt Papier: Nun lassen Sie Ihre Venus erzählen. Sie schreibt Ihnen einen Brief.
    Er könnte vielleicht so beginnen:
    Liebe ... (hier) setzen Sie Ihren Namen ein.
    Ich bin die »Person« in Dir, die ... und möchte Dir sagen, ...

Die Sehn-»sucht«
Die Gründe für zum Teil erhebliches Übergewicht liegen vielfach in der sensiblen Persönlichkeitsstruktur des Menschen. Feinfühlige und gefühlsbetonte Menschen sind sehr leicht zu verletzten. Sie haben zudem oft wenig Selbstvertrauen, können sich schlecht durchsetzen. So bleibt nur die Möglichkeit, ihren Ärger oder ihre gefühlvolle Seite über das Essen zu kompensieren. Die sprichwörtlich »dünne Haut« wird gepanzert, und Rettungsringe um den Bauch sollen vor einer feindlichen Umwelt beschützen und retten. Die Neigung zur Sucht nach Süßigkeiten oder anderen Genußmitteln ist in Wirklichkeit eine Suche nach Nähe, Geborgenheit und Liebe. In einem »tieferen« Sinne ist es die Sehnsucht nach der »göttlichen Liebe«, die über die Materie nicht zu erfüllen ist. Das ist die Ursehnsucht des Menschen nach »Ganzheit« oder »Vollkommenheit«. Auf S. 56 habe ich dazu den Vergleich

mit der Schale beschrieben. Sie stellt symbolisch die Einheit dar, die aber in winzige Splitter zersprungen ist, und jeder Splitter hat eine unterschiedlich starke Sehnsucht nach diesem Ganzheitsgefühl. Mit diesem Bild ist ein Mensch mit einer sensiblen Persönlichkeitsstruktur zu vergleichen, der in sich die stärkste Sehnsucht trägt, die ihn nach dem verlorenen Geborgenheits- und Glückszustand suchen läßt. Im Wort »Sucht« steckt das Wort »Suche«. Ein bewußtes Fasten mit Hinführung zur Seele, zum Beispiel über eine Phantasiereise mit anschließenden Gesprächen, oder einer Atemmeditation ist diesem Personenkreis zu empfehlen. Dabei ist unbedingt eine psychotherapeutische Begleitung notwendig.

Die Sucht nach Süßigkeiten oder vielem Essen sollte daher auf die Hereinnahme mehr geistig-seelischer Nahrung gerichtet werden. Die Sehnsucht kann sich in der Dichtung spiegeln und ausdrücken, sie kann in der Meditation, in der Musik, durch Malen oder in der Kunst gelebt werden. Das wiederum ist ein Lösungsweg für dieses Gewichtsproblem.

Dem seelischen Muster auf der Spur

Um seelische Muster und Lösungen zu entdecken, helfen Ihnen folgende Fragen:

■ Frage 1:
Brauche ich soviel Körpergewicht, um gesehen zu werden, wo würde ich mich gerne darstellen, mehr Autorität haben.

■ Frage 2:
Lebe ich meine Sehnsucht nach Bewußtseinserweiterung statt im seelisch-geistigen Bereich über meinen Körper? In welchem Bereich würde ich mich gerne ausdehnen?

- Frage 3:
  Hat mein körperlicher Hunger etwas mit meinem Hunger
  nach Liebe, Zärtlichkeit und Geborgenheit zu tun? Was hält
  mich davon ab, das zu leben, statt Süßigkeiten zu essen?

- Frage 4:
  Verstecke ich meine Sensibilität hinter einer Mauer aus
  Fett, um stabil zu sein und meine vermeintliche Schwäche
  nicht zeigen zu müssen?

- Frage 5:
  Welche Gefühle kann ich nicht zeigen und leben?

- Frage 6:
  Schützt mich mein dicker Körper vor dem Ausleben meiner
  Sexualität, die ich mir nicht zugestehe?

- Frage 7:
  Möchte ich perfekt sein und alles im Griff haben? Weshalb
  gelingt mir das bei meinem Körper nicht?

Bewußtes Fasten und die Auseinandersetzung mit dem Gewichtsproblem ist ein Weg zur Selbsterkenntnis. Dabei ist eine therapeutische Hilfe sehr wertvoll. Wenn der Sinn und das Muster, das zu Übergewicht geführt hat, verstanden werden, ist eine dauerhafte Gewichtsabnahme möglich. Erst wenn »innerlich« eine Veränderung stattgefunden hat, wenn entdeckt wurde, wozu brauche ich meinen »dicken« Körper, warum esse ich zuviel, warum esse ich bestimmte Sachen so gerne, kann auch äußerlich eine Veränderung stattfinden. Das ist auch der Grund, warum alle Diäten bei Gewichtsproblemen versagen. Es wird nicht die Ursache gesucht.

Lösungsmöglichkeiten für das Gewichtsproblem ergeben sich dann, wenn die Verantwortung für das Übergewicht übernommen wird. Dieser Lernprozeß beinhaltet:

- sich in seinem »Sosein« zu akzeptieren und anzunehmen;
- unabhängiger zu werden und die Individualität der Persönlichkeit zu leben;
- auf die »innere« Stimme zu hören und auf ihre Wünsche einzugehen;
- die Sehnsucht nach Bewußtseinerweiterung zu erfüllen;
- die Gefühle auszudrücken;
- die »Eß-Sucht« als Sehnsucht zu erkennen;
- sich selbst zu lieben;
- bewußt, lustvoll und mit Liebe zu essen.

Fasten als Vorbeugung vor Krankheiten

Fastenstoffwechsel

Betrachten wir die physiologischen Vorgänge beim Fasten und die Wirkungen auf den Körper, so wird deutlich, weshalb das ein bis zweimal pro Jahr durchgeführte Fasten so wertvoll für die Gesundheit ist. Die meisten Zivilisationskrankheiten entstehen auf der Körperebene durch ein Ungleichgewicht in der Nährstoffversorgung, einem Zuviel an Eiweiß, Fett und Kohlenhydraten einerseits und andererseits einem Mangel an Vitalstoffen wie Vitaminen, Mineralstoffen, Enzymen und anderen essentiellen Nahrungsbegleitstoffen. Da der Körper nur begrenzte Ausscheidungsmöglichkeiten hat, entstehen Stoffwechselprodukte wie Harnsäure, Cholesterin und Triglyceride (Fett), die im Blut, in den Blutgefäßen und im Gewebe abgelagert werden. Diese erhöhten Blutwerte stellen ein erhebliches Risiko dar, an den sogenannten Zivilisationskrankheiten (wie Herz-Kreislauf-Erkrankungen, Rheuma, Gicht, Krankheiten des Bewegungsapparats, Allergien, Diabetes und Krebs) zu erkranken. Deswegen ist Fasten besonders zur Vorbeugung vor diesen Krankheiten zu empfehlen.

Bereits nach wenigen Tagen sinkt der hohe Blutdruck, und die ernährungsbedingten erhöhten Blutwerte normalisieren sich zusehends. Wird nach dem Fasten noch auf gesunde Ernährung geachtet, bleiben die Blutwerte auch weiterhin niedrig. Durch die beim Fasten erfolgte Gewichtsabnahme

werden der gesamte Bewegungsapparat geschont und besonders die Gelenke entlastet. Viele Fastende gewöhnen sich
innerhalb der Fastenkur das Rauchen ab. Auch ein hoher
Kaffeekonsum reduziert sich danach automatisch, da in der
Fastenzeit ohnehin kein Kaffee schmeckt und auch nicht getrunken werden sollte.

Die vorbeugenden Wirkungen des Fastens beruhen auf
der Reinigung des Körpers von allem Überflüssigem und
Krankmachendem. Zunächst verfügt der Körper über Kohlenhydratreserven, die in der Leber in Form von Leberglyko-
gen gespeichert sind. Nach einem Tag etwa ist dieser Speicher leer, und die Energiegewinnung erfolgt nun aus der
Verbrennung von Fettsäuren. Gleichzeitig findet im Darm eine Umpolung statt. An Stelle der bisherigen Abgabe der
Nahrungssubstanzen in das Blut findet nun die Ausscheidung aus dem Gewebe und dem Blut in den Darm statt. Jetzt
»ißt« der Körper sozusagen von innen. Die gründliche Darmentleerung ist für den Körper das Zeichen zum Umschalten
auf Ernährung aus den Körperdepots.

Während der gesamten Fastenzeit bleibt ein zwar niedriger, aber im Normalbereich liegender Blutzuckerspiegel kon-
stant, denn Glucose wird jetzt aus Aminosäuren und den Gly-
zeridmolekülen der Fettsäuren gewonnen. Allerdings kann
es in manchen Fällen in der Umstellungsphase – bedingt
durch noch etwas unzureichende Glucosegewinnung und
oft gleichzeitiger stärkerer körperlicher Belastung – zu einer
kurzfristigen Unterzuckerung kommen. Dieser Hypoglykä-
mie wird durch die Einnahme eines Löffel Honigs vorgebeugt. Deshalb ist der morgendliche Löffel Honig so wichtig.
Symptome von Unterzucker sind Zittern, Schwindelgefühle
bis hin zu Schweißausbrüchen und Übelkeit. Sie verbessern
sich sofort durch die Gabe von Zucker, möglichst in Form von
Honig oder Traubenzucker.

Wichtig und beruhigend ist es zu wissen, daß der Körper nicht einfach wahllos irgend etwas abbaut. Er geht auf wunderbare Weise ganz gezielt nach seiner eigenen Weisheit (dem inneren Heiler) vor, weshalb er zuerst immer das Unwichtige, das was der Körper nicht braucht, abbaut, dann das weniger Wichtige oder Überschüssige und erst nach einer sehr langen Fastenzeit auch wichtige Strukturen. Der Körper bedient sich dabei also zunächst an den Kohlenhydratreserven in der Leber, dann nimmt er krankhafte Eiweißablagerungen, und danach beginnt der Fettabbau.

Die Verbrennung von Fettsäuren erfolgt etwa ab dem zweiten Fastentag aus dem Blut und dem Gewebe (deshalb sinkt im Blut der Triglyzeridanteil). Die Fettsäuren entstehen als Stoffwechselprodukte aus Neutralfett oder Triglyzeriden. Ein Trigylzeridmolekül bildet sich aus drei Fettsäure- und einem Glyzeridmolekül. Das Glyzeridmolekül wird zu Glucose (= Traubenzucker) umgebaut und in den Zellmitochondrien zu Energie verbrannt. Nur das Gehirn ist ausschließlich auf Glucose angewiesen, die ja aus Eiweiß gewonnen werden kann. Und dazu wird zuerst überflüssiges, krankhaftes Eiweiß abgebaut, das sich vornehmlich in den Innenwänden der kleinen Blutgefäße und im Zwischenzellbindegewebe abgelagert und die Ver- und Entsorgung von Zellen behindert hat. Da die meisten Menschen sowieso eine Eiweißüberlastung haben, ist wichtiges Muskeleiweiß nur in ganz geringen Mengen von diesem Abbau betroffen. Durch Bewegung und sportliche Betätigung kann zudem der Fettabbau gefördert werden, und damit wird das Muskeleiweiß verschont. Durch Säfte und Honig bekommt der Körper aber genügend Kohlenhydrate für das Gehirn. Allerdings wird beim Saftfasten weniger Eiweiß abgebaut. Da der Körper zudem etwas an Glucose bekommt, wird der Säureüberflutung

und den dadurch bedingten Konzentrationsstörungen vorgebeugt. Sie treten beim reinen Wasserfasten häufiger auf.

Die freien Fettsäuren im Blut steigen an, und es entstehen
auch Betaoxybuttersäuren und Acetessigsäuren, so daß beim
Fasten eine Säureüberlastung besteht, die der Körper durch
Atmung und Pufferung reguliert und über die Niere
ausscheidet. Deshalb muß im Fasten viel getrunken werden,
um die Nieren zu unterstützen. Durch ausreichende Sauer-
stoff- und Mineralienzufuhr kann weiter die Pufferung und
Ausscheidung der vermehrt anfallenden Säuren verbessert
werden.

Reinigungs- und Heilwirkungen

Im einzelnen sind die Heilwirkungen des Fasten und damit
auch die Krankheitsprävention auf die folgenden Wirkungen im Körper zurückzuführen.

Schonung der inneren Organe

Durch den Nahrungsentzug werden die inneren Organe des
Magen-Darm-Trakts, die Bauchspeicheldrüse, die Gallenwe-
ge und andere Organe geschont.

Reinigung und Regenerierung des Darms

Für die Gesundheit des Menschen ist ein gut funktionieren-
der Darm mit einer intakten Darmflora ausschlaggebend. So
ist nicht nur die regelmäßige tägliche Stuhlentleerung wichtig, es muß außerdem ein Gleichgewicht in der Besiedelung
der verschiedenen Bakterienstämme im gesamten Darmbe-
reich herrschen. Da sich unser Immunsystem zu einem
großen Teil im Darm, in den Peyerschen Plaques befindet, ist
ein gesunder Darm für die körpereigene Abwehr ausschlag-

gebend. Der Darm ist also die Basis der Gesundheit, so wie ein gesunder Baum auch intakte Wurzeln haben muß, damit er wachsen und gedeihen kann.

Beim Fasten wird der Darm gründlich gereinigt. Es werden alte Kotreste, abgeschilferte Darmwandzellen etc. ausgeschieden. Die Darmflora kann sich durch Absonderung von pathologischen Darmbakterien wieder regenerieren, ebenso wie sich die Darmschleimhaut teilweise im ganzen Intestinalbereich erneuert. Der Darm darf sich ausruhen, er muß ja nicht mehr resorbieren. Dadurch können auch Schleimhautreizungen, Entzündungen sowie chronische Darmerkrankungen zum Beispiel bei Morbus Crohn und Colitis sich zurückbilden oder ausheilen. Die Bakterienflora wird nach dem Fasten wieder aufgeforstet, und somit kommt den Aufbautagen mit einer gesunden Kost eine wesentliche Bedeutung zu.

Bei Magen- und Zwölffingerdarmgeschwüren darf allerdings nicht gefastet werden. Eine bestehende Magenschleimhautentzündung kann in Absprache mit einem fastenerfahrenen Arzt oder Heilpraktiker durch Fasten mit Hafer- oder Reisschleim ausgeheilt werden. Bei all den chronischen Erkrankungen wäre in erster Linie für eine Sanierung des Darms zu sorgen. Es ist davon auszugehen, daß bei einem Großteil der Bevölkerung, nach Schätzungen etwa 80% aller Erwachsenen, der Darm nicht in Ordnung ist. Betroffen sind vor allem diejenigen, die sich einseitig ernähren und daher zuwenig Ballaststoffe aufnehmen.

Der Darm wird gleich zu Beginn des Fastens durch die Einnahme von geeigneten Abführmitteln gereinigt und im Verlauf des Fastens mindestens jeden zweiten Tag durch Einläufe gespült. Auch während des Fastens scheidet der Darm aus, es findet also etwas Stuhlgang statt. Die Farbe des Stuhls ist oft grün bis pechschwarz.

Die nicht nierengängigen Schlackenstoffe werden von der Leber mit der Galle über den Darm ausgeleitet. Wird der Darm nicht richtig entleert, treten oft Hungergefühle auf.

Die Spülungen im Darm sind auch deshalb wichtig, damit die gelösten Stoffe möglichst bald den Körper verlassen und es nicht zur Rückvergiftung, d. h. Wiederaufnahme aus dem Darm kommt. Im Fasten wird die Eigenbewegung (Peristaltik) des Darms weniger. Das richtige Abführen und die Darmspülung wird im Kapitel zum ersten Fastentag ausführlich beschrieben.

Entschlackung und Entgiftung des Körpers

Mit dem Abbau des Depotfetts werden auch Schlacken abgebaut. Das Wort »Schlacken« ist ein Begriff, der in der Medizinsprache nicht vorkommt, sondern im Volksmund geprägt wurde. Diese Bezeichnung wird verwendet für alle überflüssigen und krankmachenden Stoffwechselprodukte, die in unserem Körper selbst anfallen, aber auch von außen durch Luft, Wasser und Nahrung aufgenommen und gebildet werden.

Der Körper produziert täglich aus der zugeführten Nahrung Stoffwechselprodukte, wie Harnstoff, Harnsäure, Cholesterin, Ammoniak u. a., die sich als Schlackenstoffe ablagern. Auch jede Erkältung und Krankheit, die wir im Laufe unseres Lebens bekommen und durchgemacht haben, hinterläßt im Körper ihre Spuren. Diese unschädlich gemachten Erreger, beispielsweise Bakterien und Viren, wurden zwar abgekapselt, sie befinden sich aber dennoch im Gewebe. Auch die abgestorbenen alten Zellen verbleiben im Körper. Diese Rückstände behindern nun den Sauerstoff- und Nährstoffaustausch zwischen den Zellen. Da in den Körperzellen die Energiegewinnung stattfindet, ist bei einem verschlackten Körper die Leistungsfähigkeit ähnlich beeinträchtigt wie bei einem verrußten Kamin, der auch ständig von Ruß und Schlackenstoffen gereinigt werden muß, damit er richtig ziehen und das Feuer so brennen kann, daß möglichst wenig Rückstände in der Heizung bleiben.

Täglich nehmen wir Schlackenstoffe von außen auf. Unsere Lebensmittel enthalten Konservierungstoffe, künstliche Farb- und Aromastoffe, Geschmacksverstärker, Süßstoffe und viele andere Lebensmittelzusatzstoffe. Außerdem bekommen wir über die Nahrung, die Luft und das Trinkwasser Umweltgifte wie Schwermetalle, Schadstoffe durch Autoabgase und Chemikalien aus der Industrie, Giftrückstände aus der Landwirtschaft, Abbauprodukte von Medikamenten und vieles mehr, die dann im Körper deponiert werden.

Die Schlacken lagern sich vornehmlich im Zwischenzellraum des Bindegewebes, in dem sogenannten Grundsystem nach Pischinger ab. Beim Fasten werden die wasserlöslichen Schlackenstoffe über die Niere ausgeschieden und die fettlöslichen über Leber, Galle und Darm. Durch Ausscheidung von Natrium und Kalzium und die gleichzeitige Entwässerung, die etwa 20% des extrazellulären Flüssigkeitsvolumens beträgt, sinkt der Blutdruck, was sich besonders günstig bei Hypertonikern auswirkt. Medikamente, die blutdrucksenkend wirken, müssen in Absprache mit dem Behandler abgesetzt werden, ebenso wie Entwässerungsmedikamente.

Durch die Entschlackung des Zwischenzellraumes können die Zellen wieder besser versorgt und entsorgt werden, weshalb auch die Zellatmung verbessert wird. Die Zellneubildung, besonders der Epithelzellen der Schleimhäute, des lymphatischen und blutbildenden Systems sowie der gesamten Epidermis wird angeregt durch den Abbau von alten degenerierten Zellsystemen. So wirkt Fasten regelrecht verjüngend. Der ganze Organismus wird belebt und erfrischt, die Vitalität steigt. Viele Fastende berichten, daß sie sich über Monate hinweg wie mit neuen Kräften aufgetankt fühlen.

Die im Blut zirkulierenden Nahrungsbestandteile wie Cholesterin, Blutfett, Eiweiß und Blutzucker werden zuerst abgebaut. Sodann erfolgt der Abbau von Ablagerungen in den Gefäßwänden und Kapillaren. Die Fließfähigkeit des Blutes wird dadurch verbessert, und die Organe werden besser durchblutet. Die Blutbefunde (Cholesterin, Blutfett-, Blutzucker- und Harnsäurewerte) sind nach dem Fasten deutlich besser. Daher die große Bedeutung zur Vorbeugung vor Arteriosklerose. Der Blutdruck normalisiert sich.

»Homöopathische Wirkung«

Offenbar hat Fasten eine »homöopathische Wirkung« auf den Körper. Der Grundsatz der Homöopathie heißt: Ähnliches mit Ähnlichem heilen. Durch den Abbau der im Bindegewebe gelagerten Giftstoffe kommen diese in den Blutkreislauf und lösen dadurch einen Reiz auf die Selbstheilungskräfte des Menschen aus.

Wirkung auf das Immunsystem

Die Ausheilung der ständig den Organismus belastenden Entzündungen und die Ausscheidung von allergenen Schlackenstoffen, die das Immunsystem ständig belasten, wird verbessert. Bei Patienten mit einem geschwächtem Immunsystem, die häufig an grippalen Infekten oder Entzündungen erkrankt waren, hat sich nach dem Fasten die Gesundheit wesentlich verbessert. Entzündungen und Krankheitsherde, die sonst unbemerkt oft über Jahre hinweg ihre Giftstoffe in den Körper streuen und damit eine erhebliche Belastung des Organismus darstellen, können akut und damit auch ausgeheilt werden. Dies ist ein weiterer Grund für die vorbeugende Wirkung des Fastens, aber auch für die Ausheilung von chronischen Erkrankungen und Allergien.

Fit durch Fasten

Wer bereits fastenerfahren ist, für den liegt die Motivation zu einer erneuten Kur oft darin, sich mal wieder so richtig fit und wohl fühlen zu können oder der Frühjahrsmüdigkeit bzw. einem Leistungsabfall vorzubeugen. Denn durch den Verschlackungsprozeß im Gewebe wird weniger an Sauerstoff und Vitalstoffen zugeführt, und Gefühle von Müdigkeit und Lustlosigkeit treten auf. Bei eingeschränkter körperlicher Betätigung führt das dann zu weiterer Trägheit und Steifheit des Körpers. Fasten unterbricht diesen Kreislauf und bringt den Stoffwechsel und damit den Menschen wieder in Schwung.

Dem in den letzten Jahren immer häufiger auftretenden Krankheitsbild »Chronisches Müdigkeits-Syndrom« oder »Chronic Fatique« (chronische Erschöpfungszustände) kann durch Fasten und Ernährungsumstellung wirksam begegnet werden. Wer darunter leidet, sollte aber vor Beginn des Fastens eine chronische Erkrankung ausschließen können.

Wer noch nie etwas von den positiven Auswirkungen des Fasten gehört hat, ist meist der Ansicht, man könnte ohne Essen nichts leisten, und man würde sich schon bald kraftlos fühlen. Diese Meinung ist völlig falsch. Wenn wir essen, benötigen wir etwa 30% unserer Energie für die Verdauungsarbeit. Das spüren wir, wenn wir nach dem Mittagessen einen Kaffee trinken, um wieder in Schwung zu kommen. Diese Verdauungsenergie steht dem Fastenden nun zur Verfügung, und deshalb erleben wir eine erhebliche Leistungssteigerung. Oft stellt sie sich schon nach dem dritten Fastentag ein.

Menschen, die einen sehr niedrigen Blutdruck haben oder auch seelisch belastet sind, merken die Leistungssteigerung allerdings oft erst nach Beendigung des Fastens. Immer wieder hört man von Sportlern, die sogar Höchstleistungen während des Fastens erbracht haben. Offenbar haben sie den Effekt der freiwerdenden Verdauungsenergie geschickt genutzt. Fastende berichten häufig, daß sie sich während der Kur bei sportlicher Betätigung leichter, gelenkiger und freier fühlen. Beim Fastenwandern war so mancher schon über seine Kondition und Ausdauer erstaunt.

Fasten ist Kosmetik von innen

Es ist immer wieder beeindruckend zu sehen, wie sich die Haut bereits während des Fastens regeneriert und wieder ein frisches gesundes Aussehen erhält. Deswegen sollte bei unreiner Haut und Akne gefastet werden. Bei allen Hauterkrankungen ist innerhalb einiger Tage bereits eine Verbesserung zu beobachten, der Juckreiz klingt ab. Entzündete Hautstellen heilen, bedingt zum Großteil auch durch die salzlosen Fastengetränke, rasch ab. Denn Salz fördert allgemein die Entzündungsbereitschaft der Haut durch Wasserbindung im Gewebe. Wer also unter Akne oder sonstigen Hauterkrankungen leidet, sollte auch nach dem Fasten mit dem Salzstreuer besonders sparsam umgehen.

Das aufgedunsene Vollmondgesicht entschlackt sich und bekommt eine klarere Struktur. Das Doppelkinn wird weniger. Bei streßgeplagten Menschen oder Rauchern weicht die graue Hautfarbe bereits nach wenigen Fastentagen einem frischen gesunden Aussehen. Die Gesichtshaut wird feiner, die Poren der Haut ziehen sich zusammen. Sogar Gesichtsfältchen werden geglättet. Die Physiognomie kennt bei Stoffwechselstörungen und Erkrankungen bestimmte charakteristische Gesichtsfalten, die nach dem Fasten weniger geworden oder sogar ganz verschwunden sind.

Cellulite, die Plage für Millionen Frauen und das große Geschäft der Kosmetikbranche, entsteht durch Verquellung

und Ablagerungen der Schlackenstoffe im Unterhautfettgewebe. Bereits nach einigen Fastentagen ist eine Verbesserung durch die Entwässerung zu beobachten. Längeres Fasten, verbunden mit gezielter Gymnastik und regelmäßigem
Bürsten, ist eine wirksame Methode, um die Haut zu straffen
und Cellulite zu beseitigen. Immer mehr Kosmetikerinnen,
die die Ursachen von Cellulite und Hautproblemen behandeln wollen, beschäftigen sich mit gesunder Ernährung und
Fasten. Heute bieten schon einige Beautyfarmen und Kosmetikinstitute Fasten in ihrem Schönheitsprogramm mit an.

Heilfasten – eine erfolgreiche Therapie

Fasten wird als Operation ohne Messer bezeichnet. Dieser Ausspruch macht die tief wirkende Heilkraft des Fastens deutlich. Fasten setzt also bei der Ursache der Krankheit an, nämlich der Stoffwechselentgleisung, und hilft dem Körper, die Selbstheilungskräfte zu mobilisieren. Fast alle Erkrankungen, insbesondere die Zivilisationskrankheiten, die zum großen Teil auf Ernährungsfehlverhalten, Streß und ungesunde Lebensweise zurückzuführen sind, könnten natürlich auch durch Aufklärung und Beseitigung des Fehlverhaltens behoben werden. Ändert der Patient seine Lebensgewohnheiten und seine Ernährung, dauert es trotzdem noch lange, bis sich die positiven Wirkungen zeigen. Nach meinen Beobachtungen ist nur das Fasten oder eine konsequente Rohkosternährung in der Lage, innerhalb kürzester Zeit dem Kranken eine spürbare Verbesserung seines Gesundheitszustands zu bringen. Diese Erfahrungen sind dann aber oft so beeindruckend, daß der Patient motiviert wird, die Verantwortung für seine Gesundheit zu übernehmen und selbst aktiv an seinem Heilungsprozeß mitzuarbeiten. Besonders bei chronischen Krankheiten ist daher eine Fastenkur hilfreich, um eine längst fällige Veränderung von alten Gewohnheiten herbeizuführen.

■ Nach Absprache mit einem fastenkundigen Arzt oder Heilpraktiker sollte bei Krankheiten mindestens 14 Tage bis zu vier Wochen gefastet werden. Ein stationärer Aufenthalt in einer Fastenklinik ist in vielen Fällen zur Abklärung und Überwachung nötig.

■ Um den Fastenerfolg zu stabilisieren, sollte nach dem Fasten die Ernährung auf eine gesunde Vollwertkost mit einem hohen Anteil Rohkost umgestellt und regelmäßig ein- bis zweimal pro Jahr gefastet werden. Fasten ist bei den verschiedensten Krankheiten angezeigt, und die Wirksamkeit dieser natürlichen Therapiemethode ist sowohl in klinischen Studien belegt und durch langjährige Erfahrungen mit Fastenden und deren Berichte nachgewiesen.

Wichtiger Hinweis:
Wenn in diesem Buch die Krankheitsbilder und möglichen Heilerfolge durch Fasten dargestellt werden, so ist ein Heilfasten in diesen Fällen immer mit dem Arzt oder Behandler abzusprechen. Ebenso wie die zusätzlichen fastenunterstützenden Möglichkeiten, auf die ich zu den einzelnen Krankheitsbildern eingehe, immer vom Behandler verordnet werden müssen.

Herz-Kreislauf-Erkrankungen

Bluthochdruck (arterielle Hypertonie, eine krankhafte Steigerung des Gefäßinnendrucks) steht in den Industrieländern als Ursache von Herzerkrankungen an zweiter Stelle nach der Arterienverkalkung. Allein in Deutschland leiden weit über 10% der Bevölkerung mittleren Alters an einem zu hohem Blutdruck. Die Ursachen hierfür sind Streß, Übergewicht, falsche Ernährung, Rauchen, Alkoholkonsum, aber auch bestimmte organische Erkrankungen. Dieser hohe Blutdruck fördert die Arterienverkalkung, was wiederum zu Herzkranzgefäßerkrankungen, Herzschwäche oder zu einem Schlaganfall führen kann.

Fasten setzt also bei der Ursache an. Der Blutdruck normalisiert sich meistens nach den ersten Fastentagen, denn durch die starke Entwässerung wird das Herz zunächst entlastet. Im Blut wird der Überschuß an Cholesterin, Triglyzeriden, Glucose und Eiweiß abgebaut. So wird das Blut dünnflüssiger, und damit verbessert sich die gesamte Durchblutung. Durch zusätzliche Bewegung und Sauerstoffaufnahme wird so die Entschlackung weiter gefördert, und die Regeneration kann beginnen.

Der Arteriosklerose mit der Gefahr von Thrombose und Herzinfarkt kann durch Fasten ebenfalls vorgebeugt und eine bereits bestehende Erkrankung wesentlich gebessert werden. Menschen, die unter Arteriosklerose der Herzkranzgefäße leiden oder bereits einen Herzinfarkt erlitten haben, wäre Fasten sehr zu empfehlen, es kann aber auch eine Gegenindikation darstellen. Günstig wirkt sich das Fasten bei Herzinsuffizienz aus durch Verringerung des Blutvolumens, Verkleinerung der Herzsilhouette und dadurch bedingter Tonisierung des Herzens sowie u. a. durch die Ausschwemmung der Ödeme. Weitere Indikationen für Heilfasten sind:

- leichte Herzrhythmusstörungen,
- periphere Durchblutungsstörungen,
- Stauungen in den Lymphgefäßen,
- Venenentzündungen und
- Unterschenkelgeschwüre.

Die Fastendauer, der Fastenverlauf und die sportliche Bewegung sind dabei in einer Klinik stationär zu überwachen.

Bei niedrigem Blutdruck sollte ebenfalls gefastet werden. In vielen Fällen hat sich dadurch der Blutdruck normalisiert. Allerdings ist die Leistungsfähigkeit beim Beginn des Fastens durch das weitere Absinken des Blutdrucks geringer, und die Patienten fühlen sich müde. Durch kreislaufanregende Maßnahmen, Kneippanwendungen, Bürsten, Tees und ggf. pflanzliche Medikamente kann dem beim Fastenbeginn wirksam gegengesteuert werden.

Allergien und Hauterkrankungen

Allergien stehen an erster Stelle der umweltbedingten Krankheiten, fast jeder vierte Bundesbürger ist davon betroffen. Hautausschlag, Bindehautentzündung, Fieber, Schnupfen, Bronchitis bis hin zu Asthma, Migräne und rheumatische Beschwerden sind die häufigsten Symptome. Es handelt sich dabei um eine immunologische Entgleisung und um eine überschießende Reaktion des Körpers auf äußere Reize. Dabei wehrt sich der Körper zunehmend gegen alltägliche ungefährliche Substanzen, wie Pollen, Hausstaub, Hunde- und Katzenhaare, Nahrungsmittel und Nahrungsmittelzusatzstoffe, Chemikalien etc., die aber für den Allergiker gefährlich, ja sogar lebensbedrohlich werden können. Diese Stoffe sind Auslöser für die Allergie, die sich ursächlich durch eine Überflutung von Reizen auf Körper, Seele und Geist gründet und damit in einer Erschöpfung der natürlichen Regulationsmechanismen auf die eingedrungenen Allergene liegt. Bildlich dargestellt, ist das Immunsystem des Menschen wie ein Gefäß, in das all die seelischen und stofflichen Belastungen hineinfließen. Beim Allergiker ist nun das Gefäß bis an den Rand gefüllt und läuft sofort über, wenn ein Faktor dazukommt. Dieses Überlaufen – die überschießende Reaktion der Körpers – ist also nur die Regulation, ein Wehren gegen weiteres Eindringen.

Eine besondere Bedeutung bei der Entstehung der Allergie kommt der Schleimhautbarriere des Atmungs- und Verdauungstrakts zu. Damit unser kompliziertes Abwehrsystem funktioniert, sind ein gesunder Darm mit einer intakten Bakterienflora notwendig. Ebenso müssen Infektionen und Entzündungen im Körper ausgeheilt werden, und vor allen Dingen muß auf eine gesunde Ernährung geachtet werden. Streß muß abgebaut werden. Gestaute Gefühle, wie Wut, Ärger und Traurigkeit, sollten bewußt gemacht werden und sich durch gezielte Übungen und sportliche Betätigung entladen dürfen. Wer sich mit den Ursachen von Allergien beschäftigt, dem dürfte klar werden, warum Fasten hier besonders wertvoll ist. In meiner Praxis steht daher die Fastenkur an erster Stelle bei der Behandlung dieser Erkrankung. Regelmäßiges Fasten und Umstellung der Ernährung in Richtung vegetarischer Vollwertkost konnten Heuschnupfen und Hausstauballergien wesentlich verbessern und ausheilen.

Die Zahl der Neurodermitiserkrankungen stieg in den letzten Jahren sprunghaft an. Gute Erfolge sind bei Erwachsenen durch das Fasten und durch Änderung der Ernährungsgewohnheiten und vor allen Dingen durch ein Bewußtwerden des seelischen Hintergrunds dieser Krankheit zu verzeichnen. Kinder können jedoch nicht fasten, da ihr Körper sich im Aufbau befindet, helfen und lindern kann neben einer naturheilkundlich ausgerichteten Behandlung ebenfalls die Ernährungsumstellung, besonders das Weglassen der Milchprodukte, Zitrusfrüchte und anderer allergieauslösender Stoffe.

Bei Psoriasis (Schuppenflechte) gibt es sehr gute Erfolge durch zwei- bis dreiwöchiges Fasten. Wenn zusätzlich die Ernährung umgestellt wird, kann der Erfolg stabil bleiben.

Alle Hautkrankheiten antworten auf das Fasten mit Rückgang von Schuppung, Entzündung und Juckreiz. Die Haut regeneriert sich, rissige Stellen und Exzeme heilen während des Fastens gut ab.

Asthma

Asthma und chronische Bronchitis werden durch die Ent-
schleimung und Verminderung der Sekretion der Bronchial-
drüsen sowie durch die Entquellung des Flimmerepithels gebessert. Zusätzlich werden beim allergisch bedingten Asthma
Immunglobuline (vor allem IgE und IgG) abgebaut und die Hi-
staminausschüttung vermindert. Nach Berichten von Dr. Fahrner konnten Medikamente nach und nach abgesetzt oder
durch homöopathische Präparate ersetzt werden, und die Patienten blieben oft auch nach dem Fasten beschwerdefrei.
Asthmaanfälle können zu Beginn des Fastens auftreten.

Immer hängt der Erfolg aber von der Bereitschaft des Patienten ab, sich aktiv auch nach dem Fasten um eine gesunde Lebensweise zu bemühen. Die Distanz während eines Kli-
nik- oder Kuraufenthalts zu Familie, Heim und Beruf spielt
beim Heilungsprozeß in fast allen Fällen – und gerade für
Asthmatiker – eine große Rolle. Optimal wäre es, wenn der
Aufenthalt in der Klinik auch zur Klärung von belastenden
Lebenssituationen und zur Selbstfindung genutzt wird.

Migräne

Patienten mit häufigen und schweren Migräneanfällen sind
nach dem Fasten oft für mehrere Monate beschwerdefrei.
Meinen Beobachtungen zufolge konnte die Migräne ausgeheilt werden durch regelmäßiges Fasten für etwa 14 Tage
zweimal pro Jahr. Schon nach einer einmaligen Fastenkur
trat in vielen Fällen die Migräne nicht mehr auf oder wan-
delte sich in leichten Kopfschmerz.

Allerdings kommt es zu Beginn des Fastens, in der Umstellungsphase, oft zu einem Migräneanfall, im weiteren Ver-

lauf ist dann meist nicht mehr mit einem Anfall zu rechnen. Besonders wichtig bei Kopfschmerzen und Migräne ist, daß die Darmentleerung nicht mit Salzen erfolgt, sondern mit Abführtees oder dem schonenden Rhizinusöl. Der Darmspülung durch Einläufe kommt eine große Bedeutung zu. Die Erfolge bei Migräne sind besonders auf die Reinigung des Darms und der damit verbundenen Verbesserung der Darmflora zurückzuführen.

Nasennebenhöhlenentzündungen

Nasennebenhöhlenentzündungen sind ein typisches Beispiel für die Reinigungs- und Heilungswirkung des Fastens. Sehr oft werden nämlich diese Erkrankungen nie ganz ausgeheilt. Das schmerzhafte Geschehen wird meist durch Antibiotikagaben verbessert. Ein Gesundungsprozeß erfolgt aber nicht, so daß bei der nächsten Erkältung wieder diese Entzündung akut wird. Ein Kreislauf, dem oft weitere Krankheiten folgen, denn solche Herde belasten das Immunsystem.

Es ist heute hinlänglich bekannt, daß Antibiotika, insbesondere Breitbandantibiotika, die Darmflora schädigen und deshalb nur in zwingend notwendigen Fällen verordnet werden sollten. Auch muß nach Absetzen des Antibiotikums eine Symbioselenkung des Darms erfolgen, d. h., es müssen für den Körper wichtige Bakterien, zum Beispiel Azidophiluskulturen etc., gegeben werden.

Bei vielen Fastenden konnte ich beobachten, daß ihre Nasennebenhöhlen sich während der Fastenkur stark gereinigt hatten. Große Mengen zähes Sekret konnten abfließen. Patienten, die jahrelang Beschwerden mit ihren Nasennebenhöhlen hatten, wurden davon befreit. Auch während des Fastens akut aufgetretene Nasennebenhöhlenentzündungen sind ohne Einnahme von Medikamenten abgeheilt.

Erkrankungen des Magen-Darm-Bereichs

Bei Entzündungen des Magens (Gastritis) sowie des Dünn- und Dickdarms (Colitis und Morbus Crohn) bestehen gute Chancen zur Ausheilung. Durch die Ruhigstellung und Schonung des gesamten Verdauungsapparats kann die Entzündung der Schleimhaut der betroffenen Region abheilen. Längeres strenges Teefasten ist notwendig. Bei Magenschleimhaut- und Zwölffingerdarmentzündungen muß Fasten mit Hafer- oder Reisschleim durchgeführt werden. Obstsäfte und einige Gemüsesäfte sind zu säurehaltig und sind deswegen zu meiden.

■ Bei Magengeschwüren darf nicht gefastet werden!

Verstopfung

Unsere Zivilisationskost enthält zu wenig Ballaststoffe. Kommen dann noch mangelnde Bewegung durch eine vorwiegend sitzende Tätigkeit, seelische Faktoren, Streß und ein eher schlaffes Gewebe dazu, führt das zur Verstopfung. Die Obstipation gilt als Risikofaktor beim Darmkrebs, aber auch für viele andere Gesundheitsstörungen ist ursächlich eine chronische Verstopfung verantwortlich.

Die in dem erschlafften Darm abgelagerten Kotmengen müssen durch längeres Fasten in Verbindung mit Darmspülungen beseitigt werden. Erst dann kann der Darm seine Elastizität wieder zurückgewinnen. Fasten in Verbindung mit ballaststoffreicher Kost begegnet wirksam der Verstopfung und macht Abführmittel überflüssig. Die Folgen der Einnahme von Abführmitteln sind – neben einer Gewöhnung – Mineralstoffverluste, besonders von Kalium und Magnesium, Störung der Bakterienflora, Entzündungen und Toxinbelastung etc.

Rheumatische Erkrankungen

Insgesamt wirkt sich das Fasten durch den Entgiftungsprozeß und durch die Gewichtsabnahme auf den gesamten Bewegungsapparat günstig aus. Schmerzen aufgrund einer bestehenden Arthritis und Arthrose werden schon nach einigen Fastentagen wesentlich geringer oder verschwinden ganz. Entzündungen in den Gelenken können heilen, bestehen jedoch degenerative Veränderungen, kann dieser Prozeß zwar nicht mehr rückgängig gemacht, durch die Entschlackung und Entgiftung des Gewebes bzw. der Gelenke aber gestoppt werden, so daß Schmerzmittel überflüssig werden. Eine Verringerung des Gewichts bei übergewichtigen Personen bringt zudem eine Erleichterung, und durch den entschlackten Stoffwechsel können Entzündungen heilen.

Bei Erkrankungen des gesamten rheumatischen Formenkreises sollte auf alle Fälle gefastet werden. Besonders bemerkenswert ist der Fall einer Kursteilnehmerin, die langjährig unter Rheuma litt, das sich trotz Aufenthalt in einer speziellen Rheumaklinik ihren Angaben zufolge nicht besserte. Nach jahrelangem Leid entschloß sie sich zum Fasten, nachdem sie bereits seit über einem Jahr eine konsequente Vollwerternährung mit hohem Rohkostanteil durchgeführt hatte. Ihre erste Fastenperiode betrug 20 Tage, und ihre Beschwerden wurden zu Beginn – wie meist üblich – stärker, etwa nach dem achten Fastentag war sie fast beschwerdefrei. Sie fühlte sich so wohl wie noch nie, was ungefähr ein halbes Jahr anhielt. Seither fastete sie regelmäßig im Herbst und im Frühjahr. Nach etwa der vierten Fastenkur waren sämtliche rheumatische Beschwerden verschwunden und sind bis heute (seit nunmehr sechs Jahren) nicht wieder aufgetreten. Ihr jahrelanges Leiden und ihre so überzeugenden positiven Erfahrungen mit dem Fasten motivierten die eher schüchterne Frau dazu, selbst Fastengruppen zu leiten, was sie heute mit sehr viel Engagement und Freude macht.

Dr. G. Randolph, Begründer der Klinischen Ökologie und Leiter einer bekannten Allergieklinik in Chicago, erforschte und publizierte verschiedene wissenschaftliche Artikel über umwelt- und ernährungsbedingte Krankheiten. In seinem Buch »Allergien, Folgen von Umweltbelastung und Ernährung« weist er auf den bereits 1949 erschienenen Aufsatz von Dr. Michal Zeller »Rheumatoid Arthritis – Food Allergy as a Factor« hin, der den Zusammenhang zwischen dem Verzehr bestimmter Nahrungsmittel und der Entstehung von Arthritis und Myalgie erforscht und überzeugend dargestellt hat. Mit einem Provokationstest nach kurzem Fasten wird in der Klinischen Ökologie der Nachweis über allergieauslösende Nahrungsmittel mit dem Auftreten von rheumatischen Schüben unmittelbar nach dem Verzehr solcher Lebensmittel erbracht.

Bei rheumatischen Erkrankungen, deren Ursache bisher nicht eindeutig abgeklärt werden konnte, lohnt es sich zu beobachten, ob Beschwerden nach dem Verzehr von bestimmten Lebensmittelgruppen auftreten bzw. sich verschlechtern. Ist dies der Fall, kann man nach dem Fasten einen Test machen, indem man dieses im Verdacht stehende Nahrungsmittel ißt und die Reaktion darauf beobachtet. Nach einer Fastenkur reagiert man oft sehr empfindlich, und der Provokationstest ist daher nur unter fachlicher Aufsicht durchzuführen.

Bei einer meiner Patientinnen zeigte sich der direkte Zusammenhang ihrer rheumatischen Beschwerden – in diesem Fall schmerzhaftes Anschwellen der Fingergelenke und Muskelschmerzen – nach einem Provokationstest mit Käse. Während ihres dreiwöchigen Fastens waren diese Schmerzen völlig verschwunden, und die Verdickungen waren stark zurückgegangen. Eine kleine Menge Käse reichte aus, um die Schmerzen und Schwellungen wieder auszulösen.

Gicht

Gicht oder Hyperurikämie ist ein Stoffwechseldefekt, welcher durch eine vermehrte Bildung von Harnsäure und Ausscheidungsstörungen der Niere entsteht. Dabei lagert sich die Harnsäure in den Nieren, im Gewebe, insbesondere in den Finger-, Hand-, Zehen- und Fußgelenken ab und verursacht – neben heftigen Schmerzen – Schwellungen und Verdickungen bis hin zu Knochendeformierungen. Die Gicht ist eine typische Wohlstandskrankheit, die auf übermäßige purinreiche bzw. eiweißreiche Ernährung zurückzuführen ist. Bei Vegetariern findet man diese Erkrankung nicht, ebenso ist sie während der beiden Weltkriege und in der Nachkriegszeit durch die überwiegend eiweißarme Kost kaum aufgetreten.

Durch ein mindestens dreiwöchiges Fasten und eine Ernährungsumstellung auf eine purinarme Nahrungsmittel (zu meiden sind Fleisch, Fisch, Innereien, Alkohol, Fleischextrakte in Suppen, Soßen und Sojaprodukte) kann je nach Schwere der Erkrankung die Gicht mit ihren Folgeschäden (Nierenschädigung und arteriosklerotischen Gelenkveränderungen) entweder geheilt oder gebessert werden.

Da es beim Fasten in den ersten Tagen zu einem Anstieg der Serumharnsäurewerte und des Serumneutralfetts kommt, ist die Ausscheidung durch vermehrte Flüssigkeitszufuhr und geeignete Medikamente (zum Beispiel Allopurinol) zu unterstützen. Ebenso wichtig ist die Gabe von Mineralstoffen zum Ausgleich des Säure-Basen-Gleichgewichts.

Nieren-Blasen-Leiden

Für das Fasten ist eine uneingeschränkte Nierenfunktion unbedingt erforderlich. Bei leichten Nierenerkrankungen kann es aber von Vorteil sein, wenn gefastet wird, da der im Verlauf des Fastens weniger werdende Eiweißstoffwechsel die Ausscheidung von stickstoffhaltigen Stoffwechselprodukten begünstigt. Eine Patientin mit einer akuten Nierenbeckenentzündung konnte nur durch Fasten in wenigen Tagen ohne Medikamenteneinnahme gesunden. Nierengrieß oder sogar Nierensteine können beim Fasten abgehen. Auch bei Blasenentzündungen ist das Fasten sehr hilfreich.

Menstruationsbeschwerden/klimakterische Beschwerden

Schmerzen bei der Menstruation können ein Zeichen dafür sein, daß im Körper zuwenig Mineralstoffe (insbesondere Magnesium) vorhanden sind oder nicht dorthin gelangen können, wo sie benötigt werden, weil der Körper »verschlackt« ist.

Bereits während des Fastens spürt ein großer Prozentsatz der Frauen, daß ihre Menstruationsbeschwerden nachgelassen haben. Häufig sind die Schmerzen nach dem Fasten wesentlich schwächer oder in machen Fällen gar nicht mehr spürbar. So wie bei allen entzündlichen Prozessen Fasten wertvoll ist, so gilt dies natürlich auch für Eileiter- und Eierstockentzündungen.

Sehr gute Erfolge zeigen sich bei Wechseljahresbeschwerden. So berichten Frauen, daß sich bereits während des Fastens unangenehme Begleiterscheinungen, wie Hitzewallungen und depressive Verstimmungen, wesentlich verringerten. Frauen, die regelmäßig fasten, konnten auf die Einnahme von Hormonen verzichten.

Beobachtungen zufolge beginnt das Klimakterium bei Frauen, die immer wieder gefastet haben, später als bei Nichtfasterinnen, so daß auch hier von einem verjüngenden Effekt gesprochen werden kann.

Grippe und Infektionskrankheiten

Gewöhnlich ist bei Infektionen oder bei einer Grippe der Appetit stark reduziert. Ein Kranker will im allgemeinen nichts essen. Oft sind ihm sogar die Gerüche von Speisen unerträglich, besonders dann, wenn der Magen-Darm-Bereich betroffen ist und der Kranke unter Durchfällen leidet.

Der fiebernde Körper verlangt nach Flüssigkeit und Ruhe und will sich nicht mit der Verdauungsarbeit belasten. Dem verstärkten Durstgefühl sollte nachgegeben und möglichst viel Flüssigkeit aufgenommen werden, um die Ausscheidung von Giften über den Schweiß und Urin zu unterstützen. Kräutertees, Zitronen- und Obstsäfte gemischt mit einem guten kohlensäurearmen Mineralwasser sollten getrunken werden, um den Flüssigkeits- und Mineralstoffverlust auszugleichen. Da der kranke Körper ein natürliches Bedürfnis nach Fasten hat, sollte dem nachgegeben werden.

Der Einstieg in das Fasten ist einfach, da weder Hungergefühle noch Appetit vorhanden sind. Eine Darmentleerung sollte hierbei nur über Einläufe geschehen.

■ Bei Verdacht auf eine Blinddarmentzündung darf kein Einlauf vorgenommen werden!

Das Immunsystem ist durch die Gabe von Vitaminen, besonders von Vitamin C, Mineralstoffen und Echinacin oder ähnlichen Präparaten zu unterstützen. Oft reichen bei grippalen Infekten einige Fastentage aus, denn der Heilungsprozeß gelingt schneller beim Fasten. Ist der Organismus durch längeres Fieber oder Erbrechen erheblich geschwächt, empfiehlt sich aber, rasch verfügbare Energie in Form von Buttermilch oder Molke, angereichert durch Honig, Sanddorn- oder Hagebuttensaft, zuzuführen. Nach einigen Fastentagen ist mit leichter Kost, vorwiegend Obst und Gemüse aufzubauen.

Erkrankungen im Bereich des Nervensystems

Schmerzen bei Neuralgien verbessern sich bereits nach dem zweiten oder dritten Fastentag. Eine überzeugende Fastenerfahrung machte ich selbst im vergangenen Jahr. Nach einer körperlichen und seelischen Überlastung stellte sich eine Nervenentzündung im rechten Arm ein. Starke Schmerzen machten es mir unmöglich, den Arm zu bewegen. Ich wußte, daß diese Entzündung oft wochenlang Beschwerden bereiten kann, und entschloß mich sofort zum Fasten. Bereits am dritten Fastentag wurden die Schmerzen erträglicher, und am achten Fastentag waren sie völlig verschwunden. Nur wenn ich den Ellbogen auf dem Tisch aufstützte, war noch ein leichter Schmerz zu verspüren, der nach dem zehnten Fastentag auch verschwunden war. Ich habe nur gefastet und keine Medikamente eingenommen oder sonstige physikalische Therapien angewandt.

Bei multipler Sklerose, bei nervösen Beschwerden, bei vegetativer Dystonie und leichteren Depressionen ist Fasten sehr hilfreich. An dieser Stelle soll gleich erwähnt werden, daß bei den eben erwähnten Krankheiten unbedingt Vitamine, Mineralien und Eiweiß in Form von geeigneten Präparaten eingenommen werden müssen, wenn man fastet. Wie im Kapitel über Vitamine und Mineralien ausgeführt werden wird, ist es überhaupt notwendig, beim Fasten auf eine optimale Versorgung mit Vitaminen und Mineralien zu achten. Eine Substitution in Form von Vitamin- oder Mineralstofftabletten ist gerade bei Menschen, die sich nicht gesund und fit fühlen, unbedingt notwendig.

In einigen Fällen von Depressionen konnten Medikamente auch nach dem Fasten eingespart werden. Ebenso konnten epileptische Erkrankungen günstig beeinflußt werden. Die Medikamenteneinnahme und/oder die Überwachung in einer geeigneten Klinik ist in diesen Fällen während des Fastens notwendig.

Obwohl es bekannterweise beim Fasten zu Einschlaf- oder Durchschlafstörungen kommen kann, berichten Personen, die bereits jahrelang unter Schlafstörungen litten, daß sie während des Fastens so gut wie schon lange nicht mehr geschlafen haben.

Ein kurzes Fasten empfiehlt sich auch bei schlechter Wundheilung und zur Vorbereitung vor Operationen. Mindestens zwei Wochen vor der Operation sollte aber mit leichter Kost aufgebaut werden.

Der Gewinn des Fastens

- Richtig durchgeführte Fastenkuren bringen Körper Seele und Geist wieder ins Gleichgewicht.
- Ein neues Wohlbefinden stellt sich ein, der Körper wird gereinigt und damit gesünder und leistungsfähiger.
- Wir lernen wieder, das Essen zu schätzen und zu genießen, die Geschmacksnerven werden sensibler, und das Bewußtsein für die Nahrung, Umwelt und für uns wächst.
- Fasten ist ein Loslassen von alten Ernährungsgewohnheiten.

- Fasten ist die schnellste und natürlichste Möglichkeit, Gewicht abzunehmen.
- Das Gewebe wird entschlackt und entgiftet.
- Fasten ist Kosmetik von innen, die Haut wird schöner, die Augen leuchtender, das Gewebe strafft sich.
- Fasten ist ein Jungbrunnen, es verzögert den Alterungsprozeß.
- Der Darm wird gereinigt, die Darmflora regeneriert sich.
- Fasten ist die beste Möglichkeit, Krankheiten vorzubeugen, und Heilfasten ist bei chronischen Erkrankungen ein natürlicher Weg zu Gesundung und Wohlbefinden.
- Durch Fasten wird Verzicht geübt und die Disziplin gestärkt.
- Fasten ist ein Weg zur Bewußtheit.
- Fasten schafft Körperbewußtsein.
- Das Selbstvertrauen und das Selbstbewußtsein werden gestärkt.

Wichtige und praktische Hinweise zum Fasten

Wer kann fasten?

Grundsätzlich kann jeder Mensch ab dem 14. Lebensjahr bis ins Alter fasten, der sich gesund fühlt und nicht unter den Krankheiten leidet, die eine Gegenindikation für das Fasten darstellen. Voraussetzung dafür ist die geistige und seelische Bereitschaft zum freiwilligen Verzicht. Fasten kann man alleine zu Hause oder in einer Gruppe am Wohnort, im Alltag und während Ausübung des Berufs, in Fasten- und Urlaubsseminaren in schöner Umgebung oder in einem Sanatorium oder einer Fastenklinik.

Wer darf nicht fasten?

Jeder ab dem 14. Lebensjahr, der gesund ist, kann fasten. Auch unter ärztlicher oder klinischer Betreuung stellen zehrende Krankheiten und Fälle, in denen der Körper keine Reaktionen auf das Fasten mehr hat, eine Gegenindikation dar. Dazu zählen

- Tuberkulose
- Krebs
- Hyperthyreose
- Thyreotoxikose
- Nierenfunktionsstörung

- degenerative Hirnerkrankungen
- fortgeschrittene Gefäßerkrankungen
- infektiösen Herzmuskelerkrankungen
- Leberzirrhose
- schizoide und paranoide Psychosen
- Magersucht

Die Meinung, Heilfasten kann Magersucht verursachen, ist nach meiner Auffassung nicht richtig, da bei Eßstörungen immer psychische Faktoren verantwortlich sind. Bulimiekranke können (wenn es ihr Zustand erlaubt) unter psychotherapeutischer Begleitung fasten.

Natürlich sollten Menschen im hohen Alter nicht mehr fasten. Fasten erfordert ein gewisses Maß an Einsicht in die Notwendigkeit des Fastens und braucht dazu den freiwilligen Verzicht, der bei geistig noch unreifen Jugendlichen oder senilen Menschen nicht gegeben ist.
Schwangere sollten nicht fasten. Lieber während der Schwangerschaft Obsttage einlegen. Stillende sollten überhaupt nicht fasten, da die Muttermilch durch die Abbauprodukte belastet sein kann.

Wem ist eine Fastenklinik zu empfehlen?

Ernährungsabhängige Stoffwechselerkrankungen und chronische Erkrankungen lassen sich besonders gut behandeln, erfordern aber ein längeres Fasten und diagnostische Klärung sowie ärztliche Betreuung. Der Verlauf des Fastens wird durch Laboruntersuchungen, Herz-Kreislauf-Diagnostik und die in Klinikbetrieben üblichen Untersuchungsmethoden überwacht. Der Bereitschaftsdienst von Ärzten und Schwestern rund um die Uhr gibt Sicherheit. In der Regel haben die dort tätigen Behandler selbst schon mal gefastet und daher Verständnis für die Belange eines Fastenden. Durch gemeinsame Unternehmungen, wie Gymnastik, Schwimmen, Wandern in der Natur und einem oft reichhaltigen kulturellen Programm, wird der Aufenthalt zudem erholsam und abwechslungsreich. Physikalische Behandlungen wie Massagen, Bäder, Kneippsche Anwendungen, Entspannungsübungen, aber auch Gespräche und Vorträge über gesunde Ernährung unterstützen den Verlauf einer Fastenkur.

Wenn Sie unter den nachfolgend aufgeführten Krankheiten leiden, sollten Sie sich in einer Fastenklinik aufnehmen lassen:

- Asthma
- Diabetes (Zuckerkrankheit)
- Rheuma, Bandscheibenerkrankungen, Arthrosen, Gicht
- chronische Lebererkrankung, Fettleber, Hepatitis
- Herz-Kreislauf-Erkrankungen, arterielle Durchblutungsstörungen, Infarktgefährdung
- venöse Durchblutungsstörungen, offene Beine
- Polyglobulie (zuviel Eiweiß und Blutzellen)
- Nierenerkrankungen
- Magen- und Darmerkrankungen, insbesondere Magen- und Zwölffingerdarmgeschwüre
- Ekzeme und chronische Hauterkrankungen (schwere Form)
- schwere allergische Erkrankungen
- Depressionen und epileptische Erkrankungen

Adressen geeigneter Kliniken können von mir angefordert werden (Näheres finden Sie im Anhang). Von diesen Kliniken erhalten Sie auch Informationen über die Beantragung und Finanzierung der Kur durch die Krankenkasse oder den Rentenversicherungsträger.

Ambulantes Fasten unter ärztlicher Betreuung

Das in den letzten Jahren gewachsene Gesundheitsbewußtsein in der Bevölkerung, die zunehmende Mündigkeit des Patienten gegenüber dem Arzt und die zahlreichen Veröffentlichungen und Studien über die positiven Wirkungen des Fastens haben sicherlich dazu beigetragen, daß immer mehr Ärzte sich dem Heilfasten gegenüber aufgeschlossen zeigen. An den Universitäten werden die Medizinstudenten nicht in Ernährung und Fasten ausgebildet. So müssen sie die Initiative ergreifen und sich dieses Wissen selbst aneignen. Dabei sind persönliche Fastenerfahrungen für jeden Arzt unerläßlich, um Fastende motivieren und führen zu können.

Wenn Sie nicht sicher sind, ob Sie bei Ihrem derzeitigen Gesundheitszustand fasten können, wenden Sie sich zunächst an Ihren Hausarzt. Auch wenn er über keine eigene Fastenerfahrung verfügt, kann er Ihren Gesundheitszustand klären und wird Sie durch die Fastenwoche medizinisch begleiten. Sicherlich wird er Ihre Bereitschaft, für Ihre Gesundheit etwas zu tun, begrüßen. Leider gibt es aber noch so manchen Arzt, der aus Unkenntnis oder mangelnder Aufgeschlossenheit vom Fasten abrät. In diesem Fall suchen Sie bitte einen Fastenarzt auf. Eine Adressenliste kann bei mir angefordert werden (siehe Anhang).

Da der Fastenerfolg nur durch die anschließende richtige Ernährung stabilisiert werden kann, wäre es sinnvoll, neben der ärztlichen Betreuung Kurse und Vorträge über gesunde Ernährung zu besuchen oder sich von einem Fastenleiter und Ernährungsberater zusätzlich betreuen zu lassen.

Fasten in der Gruppe unter Anleitung

Wenn Sie gesund sind, können Sie selbständig fasten und sich in einer Gruppe Gleichgesinnter zum Erfahrungsaustausch treffen. Ich empfehle Ihnen sehr, Ihr erstes Fasten in einer Gruppe zu absolvieren. Es fastet sich dort wesentlich leichter als allein, und in den Gesprächen können Unsicherheiten ausgeräumt und Fragen geklärt werden. Durch das gemeinsame Erlebnis des Fastens und die gegenseitige Unterstützung werden zwischenmenschliche Beziehungen geknüpft. Das Fasten mit dem eigenen Partner zu Hause läßt über die gemeinsam gemachten Erfahrungen und das dadurch gewonnene gegenseitige Verständnis oft die Beziehung intensiver und inniger werden.

Erwachsenenbildungseinrichtungen, Gesundheitsvereine, kirchliche Institutionen, Gesundheits- und Fitneßstudios, Kosmetikinstitute oder selbständige Ernährungsberater bieten regelmäßig, besonders im Frühjahr und im Herbst, Fastenkurse an. Während des Fastens trifft sich die Gruppe regelmäßig, meistens abends. Neben einem gemeinsamen Erfahrungsaustausch werden von den Fastenleitern Vorträge, Entspannungsübungen u.v.a.m. angeboten. Eine Liste der Fastenleiter, die seit einigen Jahren von mir und einer Kollegin ausgebildet wurden, kann ebenfalls bei mir angefordert werden (Adresse siehe Anhang). Diese ganzheitlich ausgebildeten Fastenleiter begleiten Fastende mit Vorträgen über gesunde Ernährung, geben Tips und Ratschläge zum Gewichthalten und fördern die Selbsthilfe und das Gesundheitsbewußtsein. Meditationen, Yoga oder verschiedene Entspannungsübungen, kreatives Gestalten und Malen stärken die Seele und den Geist beim Fasten im Alltag und Beruf. Oft wird eine solche Fastengruppe von einem Arzt oder Heilpraktiker zusätzlich betreut.

Selbständiges Fasten

Wer gesund ist, keine Medikamente benötigt und sich leistungsfähig fühlt, kann nach Anleitung dieses Buches fasten. Wenn Sie über 60 Jahre alt sind, sollten Sie vorher mit Ihrem Arzt oder Heilpraktiker sprechen. Nach meinen Erfahrungen fasten ältere Menschen häufig leichter als manche 20jährigen. Die ältere Generation besitzt oft mehr Durchhaltevermögen und Disziplin.

Sie sollten nicht selbständig fasten oder Ihr Fasten aufschieben, wenn Sie

- sich seelisch nicht stabil fühlen oder unter anhaltender bedrückter Stimmung leiden;
- absehen können, daß Sie während des Fastens beruflich oder privat Streß haben;
- sich überfordert und erschöpft fühlen;
- unter behandlungsbedürftigen Eßstörungen leiden;
- unter niedrigem Blutdruck leiden;
- regelmäßig Medikamente einnehmen müssen;
- schwanger sind oder stillen;
- sich geschwächt fühlen, beispielsweise nach einer Krankheit.
- Falls Sie sich in psychotherapeutischer Behandlung befinden, fragen Sie Ihren Therapeuten, ob Sie fasten dürfen.

Eine weitere Voraussetzung für einen optimalen Fastenverlauf ist, daß Sie den Anleitungen in diesem Buch folgen und Disziplin haben. Ihr Selbstvertrauen und Selbstbewußtsein werden nach dieser Fastenerfahrung enorm steigen, haben Sie doch bewiesen, daß Sie fasten können, während rund um Sie herum gegessen wurde. Natürlich wissen Sie, wenn Sie dieses Buch aufmerksam gelesen haben, daß sowohl körperliche als auch seelische Krisen auftreten können, die aber nur vorübergehend sind. Nach meinen eigenen Erfahrungen und den Berichten vieler Fastender folgt nach einer Fastenkrise ein Hochgefühl. Mit diesem Wissen und Vertrauen kann dieses Tief überwunden werden, ohne daß Sie anfangen, etwas zu essen.

Fasten im Alltag

Seit vielen Jahren führe ich ambulante Fastengruppen durch. Der Vorteil des Fastens im Alltag liegt darin, daß der Fastende in der gewohnten Umgebung bleiben kann, er keinen Urlaub nehmen muß und somit keine Übernachtungs- und Anreisekosten anfallen.

Auch die Familie muß nicht auf die Mutter oder den Vater verzichten. Der Beruf oder der Haushalt bieten zudem Ablenkungsmöglichkeiten vom Essen. Wenn der Fastende regelmäßig zu den Gruppenabenden kommt – sie finden bei meinen Gruppen jeden zweiten Fastentag statt –, ist gewährleistet, daß das Fasten auch durchgehalten wird. Fast alle Fastenden berichten, daß der Kontakt mit dem Essen in der Familie und tagsüber im Kollegenkreis sich gut bewältigen läßt.

Auch Einladungen zu Geburtstags- und sonstigen Familienfesten stellen für die Fastenden eine Herausforderung dar, sie sind nachher mit Recht stolz darauf, den Gelüsten widerstanden zu haben. Häufig aber müssen dabei die Fastenden gegen Personen, die es ja doch »so gut« meinen, ihren Entschluß, nichts zu essen, erheblich verteidigen. Oft stößt man auf Unverständnis oder wird sogar bedrängt, das Fasten zu beenden, was oft noch mit »Warnungen« untermauert wird. Teilweise geschieht das sicherlich aus Unkenntnis über die Wirkungen des Fastens oder aus einem gewissen »Neid« auf den Erfolg, die Konsequenz und Entschlußkraft des Fastenden heraus. In solchen Fällen empfehle ich meinen Gruppenteilnehmern, bei anstehenden Festlichkeiten nicht über das Fasten zu reden. Oft fällt es gar nicht auf, daß der Fastende nichts ißt. Manchmal ist auch eine kleine Ausrede sehr hilfreich, indem man um einen Tee bittet und damit zu erkennen gibt, daß der Magen im Augenblick geschont werden mag. Wer sehr sicher im Fasten ist, hat natürlich die Möglichkeit, seinen Standpunkt klarzulegen, sich auf Diskussionen einzulassen oder deutlich zu machen, daß er für sich selbst die Verantwortung übernimmt.

In den ersten Fastentagen muß sich der Körper erst an die veränderte Stoffwechsellage anpassen, und so kann es schon mal zu Schwindelgefühlen, kurzzeitigem Leistungsabfall oder kurzfristiger Unpäßlichkeit kommen. Auch wegen der Darmentleerung, die ja zu Beginn des Fastens durchgeführt werden muß, empfiehlt sich, das Fasten am Wochenende zu beginnen, möglichst am Freitag oder Samstag.

Grundsätzlich kann während der Arbeitszeit gefastet werden. Personen allerdings, die eine erhöhte Verantwortung für die Sicherheit von Menschen haben, dürfen aus den erwähnten Gründen nicht während der Arbeitszeit fasten. Beispielsweise würde ich keinem Dachdecker oder Handwerker, der während seiner Arbeitszeit auf Gerüste klettern muß, raten zu fasten. Es versteht sich von selbst, daß Busfahrer, Taxifahrer, Piloten etc. nicht während der Beförderung der Fahrgäste fasten sollten.

Der oben angesprochene Vorteil, Fasten im Rahmen der Familie durchzuführen, kann dann zum Nachteil werden, wenn die Familie kaum Verständnis dafür aufbringt oder zu wenig Rücksicht auf den Fastenden nimmt. Aber gerade im Fasten wurde so mancher Mutter bewußt, daß sie im Laufe der Zeit zur Dienstmagd ihrer Familie geworden ist, und so konnte sie ihre in letzter Zeit nicht klar zu definierende Unzufriedenheit darauf zurückführen und im nächsten Schritt lernen, ihre Bedürfnisse der Familie gegenüber zu artikulieren.

Natürlich lenkt der Alltag von tieferen Fastenerfahrungen ab und ist nicht zu vergleichen mit derjenigen, die durch Distanz vom Alltagsleben gemacht werden kann. Wichtig für das Fasten im Alltag ist, sich Zeit für Spaziergänge und zum Ruhen oder Meditieren zu nehmen. Wird das nicht beachtet, kann es sein, daß der Körper ein Signal aussendet, man sich müde oder »schwach« fühlt. Diese Zeichen sprechen dann deutlich dafür, daß dem Bedürfnis nach Ruhe nachgegeben werden sollte.

Wenn immer wieder von Leistungssteigerung beim Fasten gesprochen wird, heißt das nicht, daß die Leistungssteigerung vom ersten bis zum letzten Fastentag so deutlich gespürt werden muß. Wenn wir essen, ist es doch auch so, daß wir uns an einem Tag besonders fit und geistig auf der Höhe fühlen, und am anderen Tag kommt das Gefühl auf, heute wäre ich besser im Bett geblieben. Diese Schwankungen der Leistungsfähigkeit drücken sich im Biorhythmus auf der Ebene von Körper, Seele und Geist aus und lassen sich graphisch darstellen. Wer damit vertraut ist, kann seine Fastenzeit auf den Biorhythmus abstimmen.

Fasten im Urlaub

In den Inseraten vieler Zeitschriften, die sich auf ganzheitliche Heilweisen und Ernährung spezialisiert haben, finden Sie auch Anbieter für Fastenurlaub. Ob Sie auf Lanzarote, auf Madeira, Gran Canaria oder in Deutschland fasten wollen, können Sie sich hier aussuchen. In Ihrem Bioladen liegen diese Zeitschriften mit den vielfältigen Angeboten aus.

Für naturverbundene Menschen bieten Fasten und Wandern eine ideale Möglichkeit, um mit der Natur wieder ins Gleichgewicht zu kommen.

Wer im Fasten nicht nur seinen Körper von Schlackenstoffen, sondern die Seele reinigen will oder endlich die anstehenden Probleme klären möchte, für den kann ein Fasten- und Selbsterfahrungskurs genau das richtige sein. Viele meiner Teilnehmer an solch einem Kurs berichteten mir einige Zeit später, mit wieviel Zuversicht und Mut sie nun die anstehenden Aufgaben bewältigen können.

Fasten und Kontemplation – oft in Verbindung mit Schweigen – wird von manchen Klöstern oder in esoterischen Kreisen angeboten. Welche Klarheit und welche inneren und äußeren Erlebnisse damit verbunden sind, kann nicht beschrieben, sondern muß selbst erlebt werden.

Wie lange sollte gefastet werden?

Bei einer Fastendauer (ohne Entlastungs- und Aufbautage) von acht bis 14 Tagen kann sich Ihr Körper gut reinigen, und Sie werden wertvolle Erfahrungen mit dem Fasten gewinnen. Tiefgreifende seelische Erkenntnisse werden oftmals erst durch längeres Fasten erlebt. Meines Erachtens ist dabei nicht zwangsläufig die Dauer des Fastens ausschlaggebend, sondern die Qualität der Fastenzeit, d. h., um seelisch-geistige Klarheit zu erreichen, ist die nötige Ruhe und die Beschäftigung mit der eigenen Seele erforderlich.

Je länger Sie fasten, desto mehr Schlackenstoffe können ausgeschieden werden. Die Grenze eines gesunden Fastens liegt bei 40 Tagen, und zwar beim gesunden (natürlich nicht untergewichtigen!) Menschen. Heilfasten zur Wiederherstellung der Gesundheit kann unter ärztlicher Aufsicht ebenfalls drei bis vier Wochen durchgeführt werden. Zur Gewichtsreduktion empfiehlt es sich, besser zweimal zehn Tage zu fasten, als durchgehend drei Wochen, da dann mehr abgenommen wird. Zwischen den Fastenperioden sollte das Gewicht stabilisiert werden und ein Zeitraum von mindestens zwei Monaten liegen. Ein Kurzfasten von fünf Tagen mag zwar erste Fasteneindrücke vermitteln und wertvoll für die Gesundheit sein, ist aber nach meiner Auffassung zu kurz, um die wirkliche Bedeutung des Fastens zu vermitteln. Ich persönlich finde es schade, wenn nur fünf Tage gefastet wird, da der Beginn des Fastens und die Umstellungsphase schwerer sind als die nachfolgenden Tage. Der Genuß des Fastens beginnt ja oft erst am vierten oder fünften Tag. Ein- bis zweimal pro Jahr für zehn bis 14 Tage zu fasten ist ausreichend. Ich empfehle Ihnen, wenn Sie alleine fasten wollen, sich zehn Fastentage vorzunehmen.

Wann ist die beste Zeit zum Fasten?

Selbstverständlich ist es möglich, das ganze Jahr über zu fasten. Vordergründig gesehen ist es natürlich angenehmer, wenn wir in den Monaten fasten, in denen wir mit mehr Sonnentagen rechnen dürfen. Ende November, wenn es draußen neblig und naßkalt ist, mag es etwas schwerer fallen als im März, wenn uns die Sonne nach draußen in den Garten lockt. Aber jede Zeit hat ihre bestimmte Qualität. Sind wir uns dieser bewußt, kann man sehr gut im grauen November fasten.

Der Herbst und insbesondere der November mit seinen Gedenktagen, wie Allerheiligen, Totensonntag, Buß- und Bettag, erinnert uns ja an die Vergänglichkeit des Lebens und

fordert uns auf, über den Sinn unseres Daseins nachzuden-
ken. Das Jahr neigt sich dem Ende zu, und die anschließende
Adventszeit mit den langen Winterabenden sollte eigentlich
eine stille Zeit sein, in der wir unserem Bedürfnis nach Rückzug und Ruhe nachgeben sollten, um neue Kraft für das
Frühjahr und den Sommer, dem nach Außen gerichteten Leben, zu sammeln.

Fasten paßt aus der analogen Betrachtungsweise wunderbar in die Zeitqualität des Novembermonats, denn hier treffen wir auf das Prinzip des Sternzeichens Skorpion, das mit
dem Loslassen von Fixierungen, Vorstellungen, alten Gewohnheiten und überkommenen Moral- und Lebensmustern zu tun hat. Dieses »Stirb-und-Werde-Prinzip« besagt,
daß etwas sterben muß, damit Neues entstehen kann, so wie
die Pflanze abstirbt und eine neue Pflanze aus dem abge-
worfenen Samen, der über dem Winter im Boden ruht, entsteht.

Diese Metamorphose können wir eindrucksvoll beim Fasten beobachten. Die Giftstoffe und Schlacken, die wir dabei
loswerden, geben zudem noch den homöopathischen Impuls zur neuen Gesundheit. Das Freiwerden von Giftstoffen
führt somit zu einer neuen Lebendigkeit.

Die Herbst- und Winterzeit ist besonders geeignet, um das
Fasten in seiner weiblichen (d. h. nach innen gerichteten)
Form erleben zu können. Meditationen, Musik und Malen
sind hierbei wertvolle Hilfen, um uns mit unserem »weibli-
chen« Persönlichkeitsanteil, der Hingabe, der Intuition, dem
Unbewußten und der Gefühlsseite, in Kontakt zu bringen.

Ergänzend möchte ich an dieser Stelle noch kurz auf die
weiteren Herbst- und Wintermonate eingehen. Dem Zeichen
Skorpion folgt das Schützeprinzip, das als das geistige Zeichen für die Sinnsuche und Rückverbindung mit dem Göttlichen steht und damit auf die Verbindung von Fasten und Religion verweist. Das Fasten wird aber eigentlich dem
Saturnprinzip zugeordnet, was ich bereits im Kapitel über

die astrologische Symbolik beschrieben habe. Saturn gilt als Herrscher über das Tierkreiszeichen Steinbock, d. h., es hat denselben analogen Bezug. Die Sonne durchläuft im Monat Dezember und Januar dieses Tierkreiszeichen. Also wiederum eine ausgezeichnete Zeitqualität, um zu fasten.

Die christliche 40tägige Fastenzeit beginnt am Aschermittwoch und endet am Karfreitag, den beiden höchsten Fastentagen der katholischen Kirche. Auch hier ist wieder ein Rhythmus im Wechsel des Lebens zu erkennen. Der ausgelassenen närrischen, nach außen gerichteten Faschingszeit folgt eine ruhige Phase, beginnend mit dem Aschermittwoch, an dem mit dem Symbol des Aschenkreuzes der Vergänglichkeit des Lebens gedacht wird. Diese Zeit forderte ursprünglich Verzicht und Beschränkung auf das Notwendigste, Buße und Umkehr, bevor das große Osterfest, das höchste Fest der Christen, gefeiert werden konnte.

So besitzt dieser Zeitraum offenbar eine besondere Qualität, denn dadurch, daß viele Menschen jahrhundertelang dieser Tradition folgten, kann davon ausgegangen werden, daß für das Fasten in dieser Zeit ein »morphogenetisches« Feld, ein »seelisches oder geistiges« Fundament, geschaffen wurde, weshalb das Nichtessen in dieser Zeit leichterfällt. Der Begriff »morphogenetisches Feld« wurde von dem Biologen und Verhaltensforscher Rupert Sheldrake geprägt. Er meint damit ein unsichtbares Feld, eine Energie, die nie verlorengeht, vergleichbar mit der Seele eines Menschen. Dieses unsichtbare Energiefeld (Seele), die Idee (Geist) einer Sache, die unabhängig von Raum und Zeit ist, besteht nach dieser Theorie immer schon und wird, wenn mehrere Menschen zur gleichen Zeit diese Idee aufgreifen, sozusagen lebendig, sie wird aktiviert oder tritt in Erscheinung.

Liegt die Kur also innerhalb der 40tägigen Fastenzeit, so kann es deswegen einfacher sein, weil der Fastende sich in das unsichtbare Fastenfeld einfügt, es paßt zur gerade herrschenden Zeitqualität. Der Impuls in diesem Zeitraum ist ausgerichtet auf Umstimmung und Erneuerung, so daß daher der Fastende mehr Unternehmungsgeist und den Drang hat, neue Dinge auszuprobieren. Deutlich spürt er schon während des Fastens seine erwachenden neuen Kräfte.

Hatte das Herbst-Winter-Fasten mehr weibliche Qualität, so herrscht im Frühjahr-Sommer-Fasten die männliche (aktive) Qualität vor. Fügt sich der Mensch in die gerade geltende Zeitqualität ein, werden die Umstellung und die Kur leichterfallen. Wenn jemand aber mit sich und dem Fasten innerlich im Widerstand ist, wird die noch so günstige Zeitqualität wenig hilfreich sein.

Nach meiner Auffassung gibt es keinen empfehlenswerten Zeitraum, der jedem Menschen ein besonders angenehmes Fasten oder eine bessere Gewichtsabnahme garantiert. Der richtige Zeitpunkt eines Fastenbeginns ist auch nicht vom Mondkalender und den Jahreszeiten aus zu beurteilen, sondern er ist vielmehr von der persönlichen Zeitqualität und Situation abhängig. Die Frage lautet also: Stimmt das Fasten mit der momentanen Aufgabenstellung und der Entwicklung, die im Augenblick von mir verlangt wird, überein bzw. unterstützt es mich sogar noch dabei, oder ist meine momentane Situation eher für diese Kur ungünstig?

Zusammenfassend ist zu sagen, daß der beste Zeitpunkt zum Fasten immer dann ist, wenn Sie den Impuls spüren oder die Idee haben, ich will jetzt fasten. Oft ist die beste Motivation die, wenn die Hose oder der Rock wieder einmal zu eng geworden ist. Es ist aber nicht nötig, den Zeitpunkt eines Fastens astrologisch bestimmen zu lassen. Ich halte es für besser, wenn Sie selbst spüren, wann für Sie der richtige Zeitpunkt gekommen ist, um Ihre Kur zu beginnen.

Individuelles Fasten unter Beachtung der Tierkreiszeichen

Es kann durchaus hilfreich sein, wenn Sie Ihre persönliche Zeitqualität und Ihr Horoskop kennen. Damit wird Ihnen Ihre Persönlichkeitsstruktur bewußter, und Sie können sich dadurch besser verstehen. Dazu gehört auch das Wissen, daß Menschen auf unterschiedliche Art und Weise fasten. So können Menschen, die im Zeichen des Steinbocks oder der Jungfrau geboren sind, in der Regel sehr gut fasten, da es ihrem Prinzip entspricht. Da wir hierzu allerdings nicht nur ausschließlich das Sternzeichen betrachten dürfen, wird sich diese Aussage durch andere Horoskopfaktoren relativieren, wenn ihr widersprechende Urprinzipien (im Ausdruck der Tierkreiszeichen) gleichstark oder stärker ausgeprägt sind.

Steht also zum Beispiel dem Zeichen Steinbock eine Stierbetonung gegenüber, fällt dem sonst karg lebenden Steinbockprinzip das Fasten nun schwerer. Im täglichen Verhalten kann sich das so zeigen, daß sich Phasen von Askese mit Zeiten übertriebener Essenslust abwechseln. Für das Stierprinzip stellen nämlich Essen und Trinken einen besonderen, manchmal sogar übertriebenen Lebensgenuß dar. Aus diesem Spannungsfeld der Polarität die »Mitte« zu finden, ist ein typischer Konflikt, der über bewußtes Fasten gelöst werden kann.

Damit Sie Ihre Fastenzeit individueller gestalten und Ihre Verhaltensweisen und Bedürfnisse während dieser Zeit besser verstehen können, beschreibe ich unter dem jeweiligen Tierkreiszeichen

- die Charakterstruktur
- die Fastenmotivation bzw. die Fähigkeit zum bewußten Verzicht

- Tips zur Gestaltung der Fastenzeit
- was Ihren Geist und Ihre Seele nährt
- die Neigung zu bestimmten Krankheiten (Krankheitsdisposition)

Die üblichen Fastenmotivationen (wie zum Beispiel der Wunsch, schlanker zu sein, etc.) wurden – um Wiederholungen zu vermeiden – weggelassen.

Anmerkung: Unter dem Begriff »Tierkreiszeichenbetonung« verstehe ich, wenn entweder das Sternzeichen, der Aszendent oder Mond in dem betreffenden Tierkreiszeichen steht, zum Beispiel ist bei der Widderbetonung »Aszendent Widder«, »Sternzeichen Widder« oder ein »Widdermond« gemeint.

Widder

Mut, Pioniergeist und impulsives Handeln zeichnen den widderbetonten Menschen aus. Deswegen hat er die Entscheidung zum Fasten auch schnell getroffen. Seine Motivation dazu mag darin liegen, daß er für Neues aufgeschlossen ist, um sein Ich zu entfalten, bzw. daß er seine Leistungskraft steigern möchte. Er will sich etwas beweisen oder gegenüber dem Partner oder der Umwelt seine Entschlossenheit und sein Durchhaltevermögen demonstrieren. Da der Widder sehr ungeduldig ist und Ausdauer auch nicht zu seinen Stärken gehört, bietet das Fasten eine gute Gelegenheit, sich diese Eigenschaften zu erkämpfen. Eine Kur von zehn bis 14 Tagen stellt für ihn eine enorme Herausforderung dar, denn er glaubt schon nach drei Tagen, seine Erfahrungen gemacht zu haben, und würde sich viel lieber bereits wieder anderen Dingen zuwenden.

Sportliche Aktivitäten (Squash, Tennis, Kampfsportarten, Laufen) und seine Unternehmungslust erleichtern ihm die längere Fastenzeit. Er muß immer wieder mal etwas Neues ausprobieren, sich neuen Erfahrungen stellen. Dazu brauchen nur kleine Dinge im täglichen Verhalten verändert zu werden. Vielleicht könnte er eine neue Seite in sich entdecken, indem er sich etwas von den Außenaktivitäten zurückzieht und sich beim Malen oder durch Tanz- und aktive Meditationen (zum Beispiel Kundalini oder Dynamische Meditation oder die Vier-Himmelsrichtungen-Meditation, die uns von den Sufi überliefert ist), entspannt.

Fasten dient hier zur Vorbeugung/Linderung/Heilung von
- Kopfschmerzen
- Migräne
- Allergien
- Infektionskrankheiten mit hohem Fieber

Stier

Essen und Trinken bedeuten für den bodenständigen Stier Gemütlichkeit, Genuß, Sinnlichkeit und Zufriedenheit. Meist ist er ein Gourmet, und wenn er zum Essen einlädt, kann man sich freuen, denn er kennt die besten Speiselokale.

So braucht es beim Stiertypus schon eine besondere Motivation, damit er fastet. Da er gerne ißt, wird wohl Übergewicht der Anlaß zum Fasten sein. In der Fastenzeit kann das Genuß- und Sinnlichkeitsprinzip wohl am ehesten eingelöst werden durch die Beachtung seines Körpers. So sollte er sich möglichst oft eine Massage gönnen, der Körper will dabei liebevoll gestreichelt werden. Deswegen wäre eine entspannende Ganzkörper-Massage oder eine Lymphdrainage genau das richtige. Ein Besuch bei der Kosmetikerin zur Gesichts- und Körperbehandlung sollte daher unbedingt in die Fastenzeit eingeplant werden. Auch künstlerische Betätigung, wie Töpfern oder gestalterisches Arbeiten und Malen, sind gute Möglichkeiten für den erdverbundenen Stier, Kontakt mit seiner Intuition bzw. seinem Seelenleben aufzunehmen. Er ist ein Gruppenmensch und liebt Geselligkeit. Daher wird für ihn eine Fastengruppe sehr hilfreich sein, er braucht sie, um der Versuchung des Essens zu widerstehen. Besonders wohl würde er sich in einer Fasten- und Wandergruppe fühlen.

Fasten dient hier zur Vorbeugung/Linderung/Heilung von
- Erkrankungen im Halsbereich
- Ohrspeicheldrüsenerkrankungen
- Adipositas (Fettsucht)

Zwillinge

Zwillinge fasten, neben den sonst üblichen Fastenmotiven, auch aus Neugierde. Sie wollen wissen, wie das funktioniert. Sie wollen mitreden können oder ihre Erfahrungen anderen mitteilen. Oft schon haben sie sich das Fasten vorgenommen, was sie aber davon abgehalten hat, waren ihre anderweitigen vielen Verpflichtungen, denn der zwillingbetonte Mensch neigt dazu, sich für alles zu interessieren, und hat damit oft das Problem, sich zu verzetteln. Für ihn wird Fasten in einer Gruppe sehr hilfreich sein, da sich ihm die Gelegenheit bietet, seine Erfahrungen mit anderen auszutauschen.

Zwillinge sollten sich genügend Zeit zum Lesen nehmen. Da sie verstandesbetont sind, werden sie sich ihrem Seelenleben nähern, indem sie dem Tagebuch ihre Erfahrungen mit dem Fasten anvertrauen und sich vom geschäftigen Alltag etwas zurückziehen. In seiner Freizeit sollte der Zwillingmensch Wandern, Radfahren, Gymnastik treiben sowie Zeichnen und Handarbeiten bzw. Bastelarbeiten anfertigen oder sie zu Ende bringen.

Fasten dient hier zur Vorbeugung/Linderung/Heilung
- von Atemwegserkrankungen (Lunge)

- Erkrankungen an den Händen
- Nervenkrankheiten, insbesondere Nervosität

Krebs

Der romantische und gefühlsbetonte Krebs fastet am liebsten, wenn der Partner mitfastet oder ihn zumindest in seinem Entschluß bestärkt. In seiner mütterlichen Fürsorge sollte er sich während der Fastenzeit auf sich selbst besinnen. Ist er sonst derjenige, der andere bemuttert und sofort zur Stelle ist, wenn jemand Hilfe oder Unterstützung benötigt, so sollte er in der Fastenzeit lernen, es zu genießen, sich mal verwöhnen zu lassen. Dafür muß er den Mut aufbringen, andere um etwas zu bitten, denn die Ablehnung seiner Bedürfnisse verletzt ihn zutiefst.

Da der Krebstyp einen starken Bezug zum Unbewußten hat, sollte er sich Zeiten und Bereiche schaffen, in denen er ungestört seinem Bedürfnis nach Rückzug und Ruhe nachgehen kann. Zwar fällt es dem Krebs schwer, sich von der Familie zu lösen, um zum Beispiel in einem Selbsterfahrungsurlaub oder Kururlaub zu fasten. Aber dies wäre für ihn das ideale Fasten, ein Heraustreten aus der Geborgenheit der Familie in die einer Gruppe Gleichgesinnter, um sich seiner eigenen Stärke in der Meditation und in inneren Bildern bewußt zu werden und die so empfindsame Seele von den gestauten Gefühlen zu reinigen.

Bleibt der Krebs zu Hause, sollte er sich erlauben, länger als gewöhnlich zu schlafen. Einfach mal ganz bewußt die Zeit zu verbummeln. Sich zurückziehen, um gute Musik zu hören oder zu malen, Gedichte verfassen, Märchen für Erwachsene (zum Beispiel von Manfred Kyber) oder sonstige gute Literatur oder Romane, die die Seele berühren, lesen. Auch das Aufschreiben der Träume ist eine gute Möglichkeit, um sich in der Beschäftigung mit ihnen in seine Seelentiefe zu begeben. Bäder und Wasseranwendungen würden ein heilendes Fasten unterstützen.

Fasten dient hier zur Vorbeugung/Linderung/Heilung von
- Magenerkrankungen
- Bauchspeicheldrüsenerkrankungen
- Wassereinlagerung im Gewebe
- Erkrankungen der weiblichen Organe

Löwe

Der Löwetypus will leben, wie es ihm gefällt, und möchte sich keinen Regeln und Verhaltensweisen unterordnen, weshalb er am ehesten deswegen fasten wird, um entweder seine Vitalität zu verbessern oder um etwas ganz Besonderes zu machen. Meist besitzt dieses Zeichen eine gute Gesundheit. Auftretende Herz- und Kreislaufprobleme oder Rückenschmerzen können Anlaß sein, sich einer Fastenkur zuzuwenden. Dem Löwen wird es gefallen, in einer Gruppe zu fasten. Denn er braucht für sein Tun und Handeln im Leben ein Publikum, er will sich zeigen, dann fühlt er sich wohl. Er wird es auf alle Fälle verstehen, in der Gruppe die Aufmerksamkeit auf sich zu ziehen, und sei es auch nur dadurch, daß er bei den Gruppenabenden als letzter erscheint, da Bewunderung für ihn wichtig ist. Und die gilt es sich einzugestehen und zu genießen.

Sportliche Betätigung (Tennis, Golf oder repräsentative Sportarten) liegen dem Löwen. Ansonsten will er sich mit einer schönen Massage verwöhnen lassen, sonnenbaden, faul sein, lesen. Aktive Meditationen (siehe Widder) würden auch dem Löwen Spaß machen.

Fasten dient hier zur Vorbeugung/Linderung/Heilung von
- Herz-Kreislauf-Erkrankungen
- Wirbelsäulenerkrankungen
- Rückenschmerzen

Jungfrau

Die Jungfrau hat den größten Bezug zum Fasten, denn sie legt viel Wert auf Sauberkeit und Reinheit, weshalb ihr die Darmreinigung besonders wichtig ist. Die Jungfrau will ständig ihr Leben und ihre Person analysieren, um dadurch vernunftmäßig entscheiden zu können, was gut für sie und die anderen bzw. was schädlich und damit unbrauchbar ist. Ordnung und Sauberkeit sind für sie äußerst wichtig. So richtet sie auch die Aufmerksamkeit auf ihren Körper und ihre Gesundheit, und Fasten bedeutet für sie, sich von allem Schädlichen und damit Krankmachenden zu reinigen. Ihre größte Angst ist, krank zu werden und leidend zu sein, deswegen legt sie so großen Wert auf ihre Gesundheit und auf gesunde Ernährung. Sehr genau befolgt sie daher auch die Empfehlungen, die ihr zur Erhaltung oder Wiederherstellung der Gesundheit gegeben werden. So wird sie sich auch sehr streng an das Fastenkonzept halten und kann somit sehr gut alleine fasten.

Um sich nochmals abzusichern, kann es für sie gerade bei der ersten Fastenerfahrung hilfreich sein, sich zu Beginn vom Arzt oder Heilpraktiker bestätigen zu lassen, daß sie gesund ist. Als Teilnehmerin einer Fastengruppe werden sie die dort gegebenen Ernährungsratschläge besonders interessieren.

Während der Fastenzeit braucht sie viel Zeit, um sich ihrem Körper zu widmen, sie wird den Einlauf bestimmt täglich anwenden, morgens mit ihren Gymnastik- oder Yogaübungen in den Tag starten, selbstgesammelte Kräutertees brühen und ihre Obst- und Gemüsesäfte natürlich frisch pressen. Spazierengehen, Gartenarbeit und Basteln machen ihr Freude.

Ihrem Tagebuch wird sie weniger die Stimmung und ihre seelische Befindlichkeit anvertrauen, sondern ihr werden die Beobachtung der körperlichen Reaktionen, die Gewichtsabnahme, ihr Schlafverhalten oder sonstige meßbaren Details wichtiger sein.

Fasten dient hier zur Vorbeugung/Linderung/Heilung von
■ Erkrankungen der Verdauungsorgane (Durchfall, Colitis, Morbus Crohn)
■ Bauchspeicheldrüsenerkrankungen
■ Verdauungsstörungen

Waage

Die schönheitsliebende und harmoniebedürftige Waage wird fasten, damit der Rock wieder ohne eine »Falte« zu bilden paßt oder sich die Haut verbessert. Die Entscheidung zum Fasten wird ihr dadurch abgenommen, wenn das Gewicht auf der Waage etwas mehr anzeigt als ihr lieb ist oder die Freundin oder der Partner sich zum Fasten entschließen.

Die Schönheitsfarm ist für sie der ideale Ort, um zu fasten. Wenn Sie zu Hause fastet, wird ihr ein harmonisches Familienleben wichtig sein. Ein Einkaufsbummel, neue Kleider oder schöne Dinge einzukaufen machen ihr Freude. Der Körper wird gepflegt, Entspannungsbäder, eine neue Frisur oder eine Kosmetikbehandlung tragen zum Wohlbefinden bei. Auch der Besuch eines Konzertes oder einer Vernissage könnten während des Fastens eingeplant werden. Meditatives Tanzen und Malen sowie Bücher über Frauenthemen oder Psychologie wären für die Waage passend.

Fasten dient hier zur Vorbeugung/Linderung/Heilung von
■ Blasen- und Nierenerkrankungen
■ Hautkrankheiten
■ Diabetes
■ Schwindel
■ Gleichgewichtsstörungen

Skorpion

Der willensstarke, perfektionistische und zu Extremen neigende Skorpiontyp kann gut alleine fasten. Sicher hat er sich vor Beginn des Fastens eine genaue Vorstellung über das Fastenziel gemacht. Oft erlebe ich bei diesem Zeichen, daß eine extreme Fixierung auf das zu erreichende Gewicht vorhanden ist. Selbst wenn es sich nur um ein paar Pfund handelt, die zur Erlangung der Idealfigur abzunehmen sind, wird die Skorpionfrau unter ihrem Gewicht leiden und verbissen dagegen ankämpfen, bis sie erkennt, daß erst dann Lösungen zu erwarten sind, wenn sie diese Fixierung aufgibt und den in ihrem Inneren aufgestauten Gefühlen freien Lauf läßt. Fasten hat in der Analogie ebenfalls einen Bezug zum Skorpionthema, nämlich den der Metamorphose. So wie sich der Körper beim Fasten der Schlacken- und Giftstoffen entledigt, um damit fit und gesünder zu werden, so ist es auch eine Aufgabe des Skorpions, sich durch das Eintauchen in das Unbewußte von krankmachenden Verhaltens- und Lebensmustern zu befreien und seine angestauten Emotionen zu lösen.

Die Verbindung von Fasten und Psychotherapie (katathymes Bilderleben, Reinkarnationstherapie) würde besonders gut dem Skorpionthema entsprechen.

Fastet der Skorpion zu Hause, kann er durch Meditationen, geführte Phantasiereisen, dem Lesen von esoterischer/psychologischer Literatur, Malen (Mandalas-Ausmalen) etc. wichtige Erfahrungen und Erkenntnisse gewinnen. Sport (ihm liegen Kampfsportarten, Kurse zur Selbstverteidigung) sollte während des Fastens nicht zu extrem ausgeführt werden. Sauna, Moorbäder, Dickdarmspülungen (Colon-Hydro-Therapie) würden zusätzlich die Heilwirkung des Fastens unterstützen.

Fasten dient hier zur Vorbeugung/Linderung/Heilung von
- Nasennebenhöhlenerkrankungen
- Verstopfung

- Erkrankungen des Dickdarms
- Akne
- Autoaggressionskrankheiten
- Erkrankungen im Genitalbereich
- Vielleicht wird er durch dieses Buch angeregt, sich seinem natürlichen Interesse an tiefenpsychologischen oder esoterischen Themen zu öffnen.

Schütze

Der Schütze geht mit viel Optimismus und Begeisterung in das Fasten. Allerdings fällt der Nahrungsverzicht dem Schützen schwer, lebt er doch gerne die Fülle, denn Expansion ist sein Prinzip, das er sowohl auf der körperlichen als auch auf der geistigen Ebene erfahren kann. Sein Bestreben ist die Sinnsuche, das geistige Wachstum. So ist für ihn die Beschäftigung mit dem Sinn des Lebens, mit Philosophie und Religion seelisch geistige Nahrung.

Während der Fastenzeit sollte er sich genügend Zeit nehmen, um zu lesen und sich mit sich selbst, seinen Idealen und Zielen zu beschäftigen. In geführten Meditationen kann er in seine Seelenlandschaften reisen. Aber er wird auch unterwegs sein, um interessante Vorträge oder Kurse zu besuchen. Ausreichende Bewegung in der Natur und sportliche Betätigung (Reiten, Tennis, Squash, Ballspiele) sind willkommene Betätigungen, die sein Fasten unterstützen. Eine ganzheitlich-orientierte Fastengruppe (mit dem Thema Persönlichkeitsentfaltung in Verbindung mit Urlaub im sonnigen Süden) würde dem anspruchsvollen Schützen gefallen.

Fasten dient hier zur Vorbeugung/Linderung/Heilung von
- Adipositas
- Lebererkrankungen
- Hüftleiden
- gutartigen Wucherungen
- Schwellungen

Steinbock

Wie bereits ausführlich besprochen, ist das Fasten dem Saturnprinzip und damit dem Tierkreiszeichen Steinbock wohl am eindeutigsten zuzuordnen. Immer wieder kann daher beobachtet werden, daß der steinbockbetonte Mensch sehr gut fasten kann. Der ehrgeizige, konsequente, ausdauernde Steinbock fühlt sich im Fasten sehr wohl, trägt er doch das Bild, des »weisen asketisch lebenden Mönchs hoch oben in den Bergen« in sich. Eine ihm entsprechende Fastenerfahrung wäre Fasten, Beten, Schweigen, Kontemplation in einem Kloster. Er kann gleichwohl am besten von allen Tierkreiszeichen zu Hause fasten. Dabei sollte er seinem Bedürfnis nach Alleinsein nachgehen. Der Besuch einer Mineralienausstellung, eines Museums, Töpfer- oder Holzschnitzkurses, die Hinwendung zur Edelsteintherapie, Yoga und Meditationen wären in der Fastenzeit für ihn willkommene Abwechslungen in seinem ansonsten so arbeitsreichen Leben.

Ausgiebige Spaziergänge in der Natur oder Bergsteigen wären ebenfalls Möglichkeiten, sein individuellen Fasten zu gestalten. Auch Fasten und Wandern in einer Gruppe würde dem Steinbockprinzip zusagen.

Fasten dient hier zur Vorbeugung/Linderung/Heilung von

- Rheuma
- Problemen mit Sehnen und Bändern (besonders im Kniebereich)
- Arthritis
- Steinleiden
- Gicht
- Erkrankungen der Zähne
- Hautkrankheiten
- Schuppenflechte

Wassermann

Das Wassermannprinzip wird nur dann die Notwendigkeit zum Einhalten von Ernährungsvorschriften sehen, wenn sie ziemlich exzentrisch sind, d. h. aus der Norm fallen. Wer fastet, macht etwas Außergewöhnliches, hebt sich von der allgemeinen Masse ab. Das kann – natürlich neben den sonst allgemeinen Fastenmotivationen – auch ein Grund dafür sein, daß der Wassermann sich den Nichtessern zuwendet und sich in einer Fastengruppe mit Gleichgesinnten trifft. Der Verzicht auf Nahrung kann ihm einen Eindruck von der inneren (der wahren) Freiheit geben. Seine Unruhe und seine Zerrissenheit wandeln sich schon während des Fastens in mehr Gelassenheit, in der dann kreative Energien wieder fließen können. In der Beschäftigung mit sich selbst ist er in der Lage, seine spontanen Erkenntnisse und Ideen mit mehr Mut und Selbstvertrauen in die Tat umzusetzen.

Während des Fastens sollte er seinem Freiheitsdrang durch Bewegung und Sport in der frischen Luft nachgehen. »Tu was du willst«, das ist das Motto des Wassermanns, das er während des Fastens ganz bewußt leben könnte: Lesen und die Beschäftigung mit Astrologie, neuen Erkenntnissen aus Technik, Raumfahrt und Visionen von außerirdischen Leben, Science-fiction-Romane. Sein unruhiger Geist kann sich entspannen bei Atemmeditationen, Musik, abstraktem Malen, aktiven Meditationen. Er sollte während des Fastens den Computer ruhig auch mal ausgeschaltet lassen.

Fasten dient hier zur Vorbeugung/Linderung/ Heilung von
- Krampfadern
- nervösen Beschwerden
- Krampfzuständen

Fische

Für die feinfühligen, hilfsbereit aufopfernden Fische liegt die Notwendigkeit zum Fasten entweder darin, aus einer »Suchtsituation« (zum Beispiel Sucht nach Süßigkeiten, Rauchen etc.) herauszufinden oder bewußt den Körper und die Seele zu entgiften. Da die Fische sich gerne Entscheidungen abnehmen lassen, kann es sein, daß auch ständige Infektionen, mangelnde Vitalität bis hin zu Depressionen sie dazu bringen, etwas für sich zu tun. Eine weitere Fastenmotivation für die Fische ist das während dieser Zeit intensiver werdende Seelenleben und die erhöhte Meditationsfähigkeit. Da der Fischetypus entsagen kann, kann er auch gut fasten. Erstfaster sollten aber besser in einer Gruppe oder unter Anleitung eines Arztes oder Heilpraktikers fasten. Das gibt ihnen Sicherheit.

Dem Fischetypus fällt es schwer, im Alltag bzw. im Berufsleben zu fasten. Er braucht Raum, um sich zurückziehen zu können. In der Meditation bekommt er Kraft und Energie. Während des Fastens sollte er sich seinen meist künstlerischen Fähigkeiten zuwenden. In dieser Zeit können schöne Bilder (zum Beispiel Aquarelle) entstehen. Musizieren, Dichtung, Musikmeditationen und geführte Phantasiereisen gehören zur Seelennahrung des Fischetypus. Das ansteigende Fußbad, Fußreflexzonenmassage, Lymphdrainage, eine Reiki-Behandlung, Aromatherapie, Bach-Blüten-Therapie etc. unterstützen das Fasten. Meist sind die Fische nicht besonders sportlich. Dennoch könnten sie jetzt öfters zum Schwimmen gehen.

Fasten dient hier zur Vorbeugung/Linderung/Heilung von
- häufigen Infektionskrankheiten
- mangelnder Vitalität
- Süchten
- Neigung zu kalten Füßen
- Fußkrankheiten
- Candida albicans (Pilzerkrankung)

Fastenflauten, Befindlichkeitsstörungen und Heilkrisen

Fastenflauten und Befindlichkeitsstörungen

Zunächst ist zu unterscheiden zwischen Fastenflauten und Heilkrisen. Eine Fastenflaute oder Fastenkrise ist ein Unlustgefühl, das aus Stimmungsschwankungen während des Fastens resultiert oder durch körperliches Befinden – bedingt durch den Fastenstoffwechsel – ausgelöst wird. Heilkrisen sind Reinigungskrisen aufgrund vorbestehender Krankheiten, die kurz und in abgeschwächter Form wieder auftreten können.

Latente Fastenkrisen werden auch durch äußere Ereignisse oder durch körperliches Befinden ausgelöst und verstärkt. Es ist deshalb wichtig, zu Beginn des Fastens über den Fastenstoffwechsel und die damit einhergehenden körperlichen Regulationsmechanismen oder Veränderungen Bescheid zu wissen, um sich nicht bewußt oder unbewußt daraus ein Alibi für das Abbrechen des Fastens zu konstruieren.

In der Fastenzeit wird der Mensch viel körperbewußter, was zum einen auf eine erhöhte Selbstbeobachtung zurückzuführen ist: Wie reagiert mein Körper, wenn er keine Nahrung erhält? Zum anderen besteht natürlich gerade bei Erstfastern oft eine gewisse unsichere oder ängstliche Haltung.

Das Seelenleben im Fasten

Das Gefühlsleben ist, wie ja schon gesagt wurde, intensiver beim Fasten. So können euphorische und melancholische Stimmungen einander abwechseln. Befindet sich der Fastende in einer Hochstimmung, empfindet er das Fasten als einfach, er ist begeistert, unternehmungslustig, schmiedet Zukunftspläne, hat jetzt die Kraft, Aufgeschobenes zu erledigen, und meist nimmt er sich vor, noch ein paar Tage länger zu fasten, weil es ihm ja so gut geht. Das sind Gefühlszustände, die wir lieben, wir können uns in unserem »Sosein« voll akzeptieren. Eine melancholische Stimmung, in der wir bedrückt oder traurig sind und die Welt und unser Leben als »grau« und deprimierend empfinden, können wir meist nicht annehmen und wollen diesen Zustand so schnell wie möglich ändern. Und das machen wir gewöhnlich und überdecken das, was uns »hinunterziehen« möchte, durch Essen und ablenkende Aktivitäten. Dieses Verhalten kostet jedoch zusätzlich Energie und führt meist in einen Kreislauf weiterer Unzufriedenheit hinein. Würden wir uns diese melancholische Stimmung aber zugestehen und in ihr wenigstens etwas mitschwingen, statt gegen sie anzukämpfen, so könnte sie sich auflösen bzw. umpolen.

Die beim Fasten auftretenden melancholischen Phasen sind als seelische Reinigung zu verstehen. Sie werden nach solch einer kurzfristigen Krise feststellen, daß sich danach Harmonie und innere Zufriedenheit einstellen. Mit solch einer gedrückten Stimmung geht man am besten um, indem man sie einfach gewähren läßt. Fühlen Sie sich traurig, dann können Sie sich zurückziehen und die entsprechende Musik auflegen, die Ihrer Stimmung entspricht. Tränen reinigen die Seele, ebenso kann Tanzen im Rhythmus aggressiver Musik entsprechende Energien lösen.

Schlafverhalten

Während des Fastens verändert sich auch das Schlafbedürfnis. Möglicherweise ist anfangs mehr Schlaf notwendig. Nach dem dritten Fastentag benötigt der Körper aber oft weniger Schlaf, was dazu führt, nicht einschlafen zu können oder bereits in den frühen Morgenstunden aufzuwachen und nicht mehr weiterschlafen zu können. Wir haben auch hier zwei Möglichkeiten, wie damit umgegangen werden kann. Entweder der Fastende ärgert sich und wälzt sich dabei von einer Seite zur anderen, oder er freut sich über die geschenkte Zeit und nützt sie, trinkt eine Tasse Tee, liest ein Buch, malt ein Bild, vielleicht aus der Erinnerung eines Traums, oder erlebt in meditativer Stimmung den Sonnenaufgang und das erwachende Leben in den Straßen.

Manchmal rauben uns Probleme den Schlaf. Bekommen wir sie nicht aus dem Kopf, haben sie die Eigenart, weiter zu bohren und sich wie im Karussell zu drehen. In der Nacht sind die Gefühle verstärkt, so daß Ängste oder Sorgen schlimmer empfunden werden, als sie bei Tageslicht erscheinen. Ein gutes Mittel, um diese nächtlichen Quälgeister im Kopf loszuwerden, ist, die kreisenden Gedanken auf Papier zu bringen, die Probleme und Ängste einem Tagebuch anzuvertrauen. Damit geschieht ein Loslassen, ein Entlassen der Energien, der Gedanken, Ideen, Gefühle, und oft schon beim Schreiben wird die Lösung erkannt. Lohnt es sich nicht, dafür die halbe Nacht zu opfern?

Vor dem Schlafengehen können Baldrian-, Melissen- oder spezielle Kräuterteemischungen getrunken werden. Bei Nervosität und unruhigen Beinen könnte man Zincum valerianicum von Hevert einnehmen, das auch bei Schlafstörungen und Konzentrationsschwierigkeiten hilfreich ist. Als besonders angenehm wird das morgendliche erfrischende Erwachen erlebt, und das Aufstehen fällt überraschend leicht.

Ruhebedürfnis

Bei manchen Menschen ist während des Fastens das Innen-
tempo verlangsamt und ein verstärktes Ruhebedürfnis vorhanden. Besonders merken das sehr extrovertierte Menschen, die nun eine neue Erfahrung sammeln können, indem
sie zulassen, daß sie das Leben etwas langsamer angehen
und weniger Lust auf Aktivitäten und Kommunikation haben. Dies wird als Bereicherung empfunden, merken sie
doch nun, was ihnen in ihrem bisherigem Leben gefehlt hat,
denn durch die nach außen gerichteten Aktivitäten ist ihr In-
nenleben zu kurz gekommen.

So mancher redselige Mensch empfindet es auf einmal als
wohltuend, einfach nur zuzuhören, und entdeckt dafür seine gesteigerte Beobachtungs- und Wahrnehmungsfähig-
keit. Solche Erlebnisse lassen sich besonders durch geeignete Übungen in Fastengruppen intensivieren.

Wärmebedürfnis

In den ersten Fastentagen wird zunächst ein erhöhtes Wär-
mebedürfnis festzustellen sein. Der Fastende friert leichter,
da der Körper sich auf die innere Verbrennung umstellt. Bis
sie richtig in Gang gekommen ist, wird die Energie auf das
Körperinnere zur Aufrechterhaltung der lebenswichtigen
Stoffwechselfunktionen gerichtet und weniger zur Wärme-
produktion verwendet. Kalte Hände und Füße oder eine kalte Nasenspitze sind deswegen eine normale Begleiterschei-
nung, meist am ersten oder zweiten Fastentag.

Ansteigende Fußbäder, kalte und warme Wechselbäder
regen den Kreislauf an und erwärmen den Körper. Eine dicke
Wolljacke, dicke Socken und eine Wärmflasche helfen dabei,
sich wohl zu fühlen. Wer sich überwindet und in der frischen
Luft – warm eingepackt – einen Spaziergang macht, dem
wird es unterwegs bereits warm werden. Auch ein warmes

(auf keinen Fall heißes!) Bad verhilft zu raschem Wohlbefinden. Ingwertee wärmt von innen.

Kopfschmerzen

Leichte Kopfschmerzen zu Beginn des Fasten sind auf die anfänglich stärkere Entwässerung und Entschlackung zurückzuführen. Denn die Schlackenstoffe werden nun gelöst und befinden sich vermehrt im Blut. Ein Einlauf löst oft die Kopfschmerzen. Das ansteigende Fußbad, ein warmes entspannendes Bad oder einfach nur Ruhe helfen.

Besonders wichtig ist, daß viel getrunken wird, damit die Giftstoffe besser ausgeschieden werden und der anfänglich höhere Flüssigkeitsverlust ausgeglichen wird. Nach meinen Beobachtungen werden die Kopfschmerzen häufig auch durch das Glaubersalz oder F. X. Passagesalz oder ähnliche Salze verursacht. Wird hingegen mit Rizinusöl abgeführt, wird wesentlich weniger über Kopfschmerzen geklagt. Sollten diese dennoch bestehen bleiben, helfen homöopathische Medikamente (Kephardoloron von der Fa. Weleda, Gelsenium D 4 oder Belladonna D 4, Migraesol-Tropfen, um nur einige zu nennen). Lassen Sie sich in diesem Fall in Ihrer Apotheke – unter Hinweis auf ihr Fasten – beraten.

Kreislaufprobleme

Schwindelgefühle, evtl. verbunden mit Herzklopfen, treten oft am zweiten Fastentag besonders morgens auf, als Folge des Absinkens des Blutdrucks. Das morgendliche Bürsten, Kneipp-Anwendungen und Bewegung bei offenem Fenster helfen hier. Bei starken Schwindelgefühlen sollten Sie die Beine hochlagern. Bei niedrigem Blutdruck können zusätzlich Angioton oder Camphora-Tropfen eingenommen werden.

Schwindelgefühle, Zittern, Übelkeit bis hin zu Erbrechen können auch Symptome von Unterzucker sein. In diesem Fall helfen ein oder zwei Teelöffel Honig oder Traubenzucker, Teetrinken und Ruhen.

Sonstige Befindlichkeitsstörungen

Manchmal kommt es beim Fasten zu einem Nachlassen der Konzentrationsfähigkeit. Unser Gehirn ist auf eine gewisse Menge Glucose angewiesen. Durch Säfte und den Teelöffel Honig wird dieser Bedarf zwar gedeckt, aber eine Konzentrationsschwäche kann dennoch in der Umstellungsphase oder bei längerem Fasten kurzfristig auftreten. Im Gegensatz dazu wird immer wieder davon berichtet, daß während des Fastens die Gedanken besonders klar sind, und so mancher hat schon deswegen während einer Prüfungszeit gefastet. Da jeder Mensch auf das Fasten individuell reagiert, sollte man sich diesem Experiment nur dann aussetzen, wenn sich dies durch mehrere Fastenerfahrungen bestätigt hat.

Manchmal kommt es beim Fasten wegen des verringerten Augeninnendrucks und einer gewissen Akkommodationsschwäche zu nachlassender Sehleistung, die sich aber nach dem Fasten wieder normalisiert. Sehr oft verbessert sich die Sehleistung sogar nach der Fastenkur.

Bei einigen Fastenden ist eine gelbe Verfärbung der Skleren, meistens erst in der zweiten Fastenwoche, zu beobachten. Diese ist durch den Anstieg des Serum-Bilirubinwerts zurückzuführen und als normale Fastenerscheinung zu sehen, die keiner Behandlung bedarf.

Magenbeschwerden, Drücken oder Sodbrennen können entweder auf Unverträglichkeit von Säften oder meist Früchtetees zurückzuführen sein oder auf eine Reizung der Magenschleimhaut. Dann sollte man über den Tag verteilt Hafer- oder Reisschleim trinken, der ja in einer Thermoskanne aufbewahrt werden kann. Ruhen mit einer Wärmflasche auf dem Bauch läßt die Beschwerden rasch abklingen. Auch Heilerde (erhältlich im Reformhaus) bindet die Säure und hilft zudem bei Mundgeruch. Wichtig ist, daß basenreiche Flüssigkeit zugeführt wird wie Gemüsetee oder roh gepreßter Kartoffelsaft, zur Geschmacksverbesserung kann eine große Karotte mitgepreßt werden.

Gegen Völlegefühl und Blähungen während des Fastens hilft ein Einlauf. Zudem können Anis-, Kümmel- oder Fencheltee und Bewegung Linderung verschaffen.

Hungergefühle, die noch gelegentlich während des Fastens auftreten, werden durch reichliches Trinken gebessert. Da sie oft auf eine mangelnde Darmentleerung zurückzuführen sind, kann ein Einlauf hilfreich sein. Meist zeigen sich die Hungergefühle zu den sonst gewohnten Mahlzeiten, deswegen sollte vorher genug getrunken werden.

Heilkrisen – die Reinigung des Körpers wird spürbar

Während des Fastenverlaufs entstehen durch die freiwerdenden Abbauprodukte oft Heilkrisen, d. h., bereits vor langen Zeiten durchgemachte Krankheiten können wieder aufflackern. Der Körper reinigt sich nun davon.

Heilkrisen sind meistens nur von kurzer Dauer. So kann beispielsweise plötzlich etwas erhöhte Temperatur oder Fieber auftreten, oder für zwei Stunden läuft kräftig die Nase. Vielleicht haben Sie das Gefühl, daß Sie eine Grippe bekommen. Auch schon bestehende Beschwerden können sich kurzzeitig verschlimmern.

Ausscheidungen über die Haut können zu Hautunreinheiten oder Pusteln führen. Durch einen kurzzeitigen Anstieg von Säuren, insbesondere von Harnsäure, treten oft Muskel- und Gelenkschmerzen auf. In manchen Fällen reagiert die

Haut auf den Säure- bzw. die Harnsäureüberschuß mit frieselartigen Rötungen. Dieser Übersäuerung des Körpers wird durch die Gabe von Mineralstoffen, die unbedingt schon vor dem Fasten eingenommen werden sollten, und dem reichlichem Trinken des Gemüsetees entgegengewirkt. MINACTIV von Metz oder Basica sind dabei zu empfehlen. Bildet sich dieser Ausschlag nicht zurück, muß ein Arzt oder Heilpraktiker aufgesucht werden, um durch entsprechende Medikamente die Ausscheidung zu verbessern.

Bei Neigung zu Gicht oder bereits erhöhten Harnsäurewerten muß ebenfalls bereits vorsorglich ein harnsäureausscheidendes Medikament gegeben werden. Bei auftretenden rheumatischen Beschwerden kann durch reichliches Trinken und die Einnahme von Vitaminen – insbesondere höhere Dosen von Vitamin C und B-Vitaminen – und Mineralstoffen dem Körper bei seiner Heilung geholfen werden.

Wissen sollte man auch, daß Nieren- oder Gallensteine während des Fastens in Bewegung kommen und somit Koliken auslösen können. Dies ist zwar sehr selten, aber dennoch möglich. Grießartige Gebilde werden ausgeschieden.

Bei Patienten, die unter Migräne leiden, treten ebenfalls in der Umstellungsphase oder bereits am Entlastungstag Migränekopfschmerzen auf. Homöopathische Medikamente wie Migraesol oder Schüssler Mineralsalz Nr. 7, Magnesium Phosphoricum D 6 helfen. Dabei werden zehn Tabletten in einem Glas heißes Wasser aufgelöst und alle zwei bis fünf Minuten ein Schluck davon getrunken.

Falls Sie dennoch nicht auf Ihre bewährten Medikamente verzichten können, sollten diese möglichst in Zäpfchenform* genommen werden. Es ist nicht nötig, das Fasten abzubrechen. Denn oft ist dieser Migräneanfall der letzte. Wird

---

*(niedriger dosiert)

die Ernährung nach dem Fasten verbessert, bleiben die meisten Menschen mehrere Monate beschwerdefrei, oder die Migräne gehört der Vergangenheit an.

Die Periode kann sich verstärken. Während des Fastens kann es zu Zwischenblutungen oder zur Verschiebung des Zyklus kommen. Auch das Sexualverlangen kann entweder zunehmen oder sich verringern.

Heilkrisen sind Reinigungsfunktionen des Körpers, und diese Zeichen sollten uns froh stimmen, denn der Körper heilt sich nun. Sie dauern auch meistens nur einen Tag, und der Gewinn ist die verbesserte Gesundheit.

Medikamente und Fasten

Grundsätzlich sollten beim Fasten keine Schmerzmittel, Schlafmittel etc. eingenommen werden. Während des Fastens besteht eine gesteigerte Arzneimittelempfindlichkeit, weshalb Medikamente niedriger dosiert werden müssen.

■ Personen, die regelmäßig Medikamente einnehmen, sollten mit ihrem Arzt die Dosis oder vorübergehend andere Maßnahmen besprechen*. Keinesfalls dürfen Entwässerungsmittel genommen werden!

■ Die Antibabypille ist rechtzeitig, d. h. einige Stunden vor dem Abführen, einzunehmen. Bitte hierzu die Packungsbeilage der Pille sorgfältig lesen.

---

*Sie dürfen nur unter med. Anleitung fasten

Vitamine und Mineralien beim Fasten

Vitamine sind lebenswichtige Nährstoffe. Sie müssen dem Körper täglich in ausreichender Menge durch die Nahrung zugeführt werden, denn der Körper kann sie bis auf einige wenige Ausnahmen nicht selbst herstellen. Im Stoffwechsel entfalten sie ihre Wirkung und stehen sowohl untereinander als auch zu Fermenten, Hormonen und Elektrolyten in enger Beziehung. Fast überall im Körper greifen Vitamine regulierend ein und sind somit für das Blut, das Gewebe, die Haut, die Knochen, die Nerven und die Augen von elementarer Bedeutung.

Vitamine kommen hauptsächlich im frischen Obst und Gemüse vor. Getreide, Milchprodukte und Fleisch sind ebenfalls Quellen für Vitaminquellen. Studien haben bewiesen, daß wir unseren Vitaminbedarf auch durch Obst, Gemüse, Nüsse und Getreide decken und daher ohne weiteres Fleisch im Speiseplan streichen können.

Vitamine werden eingeteilt in fett- und wasserlösliche. Zu den wasserlöslichen Vitaminen gehören das Vitamin C und die Vitamine der B-Gruppe, die unser Körper bei übermäßiger Zufuhr wieder ausscheidet. Anders verhält es sich bei den fettlöslichen Vitaminen A, E und D. Sie werden gespeichert, so daß beispielsweise extrem hohe Dosen von A und D, letzteres wird zudem vom Körper mit Hilfe des Sonnenlichts gebildet, zu einer Überversorgung führen können, was allerdings in Deutschland nach meinem Wissen nicht vorkommt, da die hochdosierten Vitamine vom Arzt verordnet werden müssen. Daher ist die Angst vor einer Vitaminüberdosierung auch aufgrund der strengen deutschen Zulassungsverordnung von Vitamin- und Mineralstoffpräparaten unbegründet.

Die Aufmerksamkeit sollte daher vielmehr auf eine optimale Versorgung an Vitaminen und Mineralstoffen gerichtet werden. Zwar sind Vitaminmangelkrankheiten, wie Skorbut,

Beriberi oder Rachitis, mit Symptomen wie Zahnfleischbluten, Knochenerweichung, Hautreaktionen und Nevenschädigung in Deutschland nicht mehr anzutreffen, allerdings ist davon auszugehen, daß ein Großteil der Bevölkerung zu wenig Vitamine und Mineralstoffe aufnimmt, so daß man von einer Unterversorgung zumindest von einigen Vitaminen und Mineralstoffen sprechen kann. Damit meine ich, daß unser Körper nicht die Menge erhält, um wirklich optimal funktionieren bzw. um ihre Schutzwirkungen voll entfalten zu können.

Selbst bei langem Fasten konnten die klassischen Vitaminmangelkrankheiten nicht beobachtet werden, denn offensichtlich kann der Körper eine Zeit von drei bis vier Wochen überbrücken. Durch Säfte, Honig und Gemüsebrühe erhält der Organismus zudem noch geringe Mengen an Vitaminen und Mineralstoffen.

Nach den heutigen wissenschaftlichen Erkenntnissen der Vitamin- und Mineralstoff-Forschung und den Beobachtungen der Ernährungsgewohnheiten der Bevölkerung kann man aber durchaus davon ausgehen, daß die Versorgung mit Vitaminen und Mineralstoffen selbst bei Personen, die nicht fasten, nicht ausreichend ist. Fasten diese Personen, dann ist zwar nicht mit einer klassischen Mangelkrankheit zu rechnen, sehr wahrscheinlich ist aber ihr Wohlbefinden herabgesetzt, möglicherweise kann ihr Immunsystem geschwächt werden bzw. Muskelzucken oder Wadenkrämpfe treten oft auf. Seit Jahren empfehle ich deshalb gerade beim Fasten, ein Multivitamin- und Mineralstoffpräparat, möglichst aus natürlicher Quelle, zu den Säften einzunehmen. Fastende bestätigen immer wieder, daß sie sich leistungsfähiger und wohler fühlen, seit sie zusätzlich Vitamine und Mineralstoffe einnehmen. Auch Fastenkrisen treten weniger auf oder klingen schneller wieder ab.

Für den Körper sind Mineralstoffe unentbehrlich. Mengen- und Spurenelemente sind beteiligt am Aufbau von Knochen, Zähnen, Bindegewebe, Zellstrukturen, Enzymen und Hormonen. Sie sind außerdem für die Bildung des Blutfarbstoffs, zur Aufrechterhaltung des Säure-Basen-Gleichgewichts und zur Regulierung des Wasserhaushalts notwendig. Mengenelemente wie Kalzium, Magnesium, Phosphor und Schwefel werden in großer Menge im Körper benötigt, und bei Mangel oder erhöhtem Bedarf kann beispielsweise dem Knochen Kalzium entzogen und in das Blut abgegeben werden. Kalium und Natrium sind ebenfalls reichlich im Körper in jeder Zelle vorhanden.

Eisen, Selen, Zink, Fluor, Kupfer, Chrom, Mangan etc. kommen im gesamten Körper in winzigen Spuren vor, deshalb spricht man hier von Spurenelementen. Mineralstoffe sind im ständigen Austausch begriffen und werden durch Urin und Schweiß ausgeschieden. Sie müssen also über das Trinkwasser, Mineralwasser und die Nahrung ständig zugeführt werden.

Obwohl sich der Mineralhaushalt auf das Fasten einstellt und die Ausscheidung von Mineralien abnimmt, ist es durchaus sinnvoll, dem Körper durch reichliches Trinken von Mineralwasser sowie von Obst- und Gemüsesäften die lebensnotwendigen Mineralstoffe zuzuführen. Eine Unterversorgung zeigt sich u. a. durch Müdigkeit oder Haarausfall und brüchige Fingernägel. Mineralstoffe dienen als Pufferung der beim Fasten anfallenden Säuren. Dem Mineralstoffwechsel kommt aber beim Fasten erhöhte Aufmerksamkeit zu, und es sollten meines Erachtens auf alle Fälle zusätzlich Mineralstoffe, zumindest MINACTIV von Metz oder Basica gegeben werden, wenn nicht wie oben beschrieben ein Multivitamin- oder Mineralstoffkombinationspräparat eingenommen wird. Denn auf Mineralstoffmangel reagiert der Körper deutlicher als auf einen Vitaminmangel. So sind Wadenkrämpfe und Muskelzittern oft Ausdruck eines Magnesiummangels und Kribbeln und Taubheitsgefühle in den Fingerspitzen auf eine Unterversorgung mit Kalzium zurückzuführen. Auch bei den Mineralstoffen ist davon auszugehen, daß wir mit unserer normalen Ernährung nicht unbedingt optimal versorgt sind.

Betrachten wir die heutige Ernährungssituation, so ist es kaum zu glauben, daß wir – bei dem vielfältigem Angebot an Obst und Gemüsen – bei den meisten Menschen eine mangelhafte Versorgung von Vitaminen und Mineralstoffen feststellen können. Zum einen entstehen Vitamin- und Mineralstoffverluste bei der Zubereitung der Nahrung. Durch die Einwirkung von Hitze, Kälte, Luft, Licht und Wasser werden Vitamine und Mineralstoffe zerstört, ausgeschwemmt oder oxidieren. Zum anderen ist der Bedarf an diesen Vitalstoffen heute durch die bestehenden Umweltbelastungen, die Verschmutzung von Luft, Wasser und Nahrung wesentlich erhöht. Vitamine und Mineralstoffe sind beteiligt an der Bildung bestimmter Enzyme, die die Zellen des Körpers vor eindringenden Schadstoffen bzw. vor zerstörerischen Stoffwechselprozessen schützen.

Außerdem ist durch die heutige Erzeugung unserer Lebensmittel und die Denaturierung nicht mehr garantiert, daß wir ausreichend mit Vitalstoffen versorgt werden. So werden Lebensmittel unreif geerntet, über große Entfernungen transportiert oder stammen von Böden, die bereits mineralstoffarm sind. Unsere falsche Ernährungsweise, die oft wenig frisches Obst und Gemüse enthält (bei den meisten höchstens 10–15% der täglichen Nahrungszufuhr), ist ebenfalls durch die vermehrte Aufnahme von Kohlenhydraten und Fetten für eine mangelhafte Versorgung an Vitaminen und Mineralstoffen verantwortlich.

Zucker ist ja bekanntlich ein Vitalstoffkiller. Durch die Herstellung des weißen Zuckers wurde dieses Produkt von allen lebensnotwendigen Begleitstoffen, wie Vitaminen, Mineralstoffen und Spurenelementen, abgetrennt, d. h. aus dem biologischen Verband herausgelöst (dasselbe gilt für Weißmehl). Das bedeutet nun für unseren Körper, das er diese Vitalstoffe aus den körpereigenen Reserven abrufen muß, und so wird also Zucker zum Nährstoffräuber. Fatal ist, daß der Vitalstoffbedarf und -verbrauch in dem Maße steigt wie die Zuckerzufuhr. Nachdem aber die Vitalstoffe nicht nur für den Zuckerabbau im Organismus benötigt werden, fehlen sie natürlich an anderen Stellen.

Bekannt ist ebenso, daß bestimmte Medikamente die Resorption von Vitaminen und Mineralstoffen im Darm beeinflussen. So weiß man, daß die Einnahme der Antibabypille den Bedarf an Vitaminen erhöht. Von manchen Antibiotika kann man auch von Antivitaminen sprechen, da sie im Stoffwechsel die Vitaminaufnahme behindern. Englischen Untersuchungen zufolge ist nach einmaliger Einnahme eines Antibiotikums die körpereigene Resorption von B12 für etwa ein halbes Jahr gestört, weshalb Vitamin B12 in solch einem Fall vermehrt zugeführt werden sollte.

Die orale Antibiotikatherapie bringt immer eine Schädigung der Darmflora mit sich, so daß Krankheitserreger im Darm nicht mehr abgewehrt werden können oder sich durch die Vernichtung der nützlichen Darmbakterien schädliche Mikroorganismen ausbreiten können. Als Beispiel für einen Keim, der nach der Einnahme von Antibiotika häufig zum Problem geworden ist, ist der Hefepilz Candida zu nennen. Unbestritten ist, daß Antibiotika bei manchen Krankheiten notwendig sind. Allerdings sollte endlich darauf geachtet werden, nach solch einer Behandlung die Darmflora mit eubakterischen Darmkulturen aufzuforsten.

Eine ungesunde Lebensweise, beispielsweise Rauchen oder erhöhter Alkoholkonsum, verlangt eine vermehrte Zufuhr von hauptsächlich Vitamin B1 und C. Menstruierende Frauen, Schwangere und Stillende haben ebenfalls einen erhöhten Bedarf. Bei Senioren ist die Versorgung von Vitamin A, B1, C, Kalzium und Magnesium nicht ausreichend. Bei jungen Frauen wurde eine mangelhafte Versorgung von Vitamin B1 festgestellt. Personen, die Streßsituationen ausgesetzt sind, sollten sich ebenfalls vermehrt Vitalstoffe zuführen.

Betrachten wir also die Summe der Faktoren, die den Bedarf an Vitaminen erhöhen, und gleichzeitig die Ursachen, die die Aufnahme von Vitalstoffen behindern, so wird klar, daß eine optimale Versorgung nicht einfach zu erreichen ist. Was aber ist die optimale Versorgung?

- Sowohl die Definition eines Vitamin- oder Mineralstoffmangels als auch die Angaben des Tagesbedarfs an Vitaminen und Mineralstoffen sind Diskussionspunkte, über die in der Ernährungswissenschaft und in der Orthomolekularen Medizin eine große Diskrepanz besteht.
- Die Ernährungswissenschaft geht davon aus, daß der Tagesbedarf eines Erwachsenen an Vitamin C bei 75 mg liegt, die Orthomolekulare Medizin empfiehlt zur Gesunderhaltung 2 bis 3 g. (Der große Vitamin-C-Forscher Linus Pauling empfahl 10 g, die er auch selbst zur Vorbeugung vor Krankheiten einnahm.)
- Beim Vitamin E gilt als Empfehlung der Deutschen Gesellschaft für Ernährung (DGE) 12 mg, die Orthomolekulare Medizin rät etwa zur zwölffachen Menge.
- Geht man von den Zahlen der DGE aus, kann der Bedarf an Vitalstoffen über eine vollwertige Ernährung gedeckt werden. Bei der nicht vollwertigen Mischkost bzw. der heute üblichen Fast-Food- Ernährung ist die Bedarfsdeckung einzelner Vitalstoffe problematisch. Nicht einbezogen in diese Berechnung sind aber die Umweltfaktoren, die den Bedarf im Einzelfall ansteigen lassen.

Die Orthomolekulare Medizin (»orthos« = griechisch »richtig, recht, gesund« und »molekular« = »die Moleküle betreffend«) berücksichtigt bei ihrer Bedarfsempfehlung die

Nährstoffschwankungen und den gesteigerten Bedarf durch die Umweltfaktoren. Darüber hinaus beschäftigt sie sich mit der Heilwirkung von Nährstoffen, erforscht den Bedarf und die Wirkungen der Nährstoffe im Organismus, ihre Bioverfügbarkeit und die Dosis zur Vorbeugung und Heilung von Krankheiten. Nach ihrer Auffassung ist die Biochemie des Körpers die Basis für Gesundheit oder Krankheit. Die Bausteine des Körpers, also die Nährstoffe, sind daher die Elemente, die zur Beibehaltung der Gesundheit oder zur Heilung von Krankheiten dienen. Krankheiten werden demnach mit Nährstoffen behandelt, und Nebenwirkungen sind im Gegensatz zur konventionellen Behandlungsmethode kaum gegeben. Große Bedeutung hat die Orthomolekulare Medizin heute zunehmend u. a. in der Krebstherapie, bei Herz-Kreislauf-Krankheiten und allergischen Erkrankungen.

Nur wer sich wirklich vollwertig, mit einem Anteil von zwei Drittel Rohkost, ernährt und nicht unter Streß steht, kann davon ausgehen, wirklich gut mit Vitalstoffen versorgt zu sein.

Ich bin der Auffassung, daß wir die Vitalstoffe möglichst aus der Nahrung selbst entnehmen und nicht versuchen sollten, die Natur durch Einnahme von Vitamin- und Mineralstoffpillen in ihrer isolierten Form – nach einer Fast- Food-Mahlzeit zur Beruhigung des »schlechten Gewissens« – auszutricksen.

Wenn die Nahrung mit Vitamin- und Mineralstofftabletten ergänzt oder zusätzlich zum Fasten substituiert wird, so sollten diese möglichst aus natürlichen Quellen stammen. Eine optimale Qualität wird dann erreicht, wenn ein Vitamin- oder Mineralstoff in Lebensmittelkomponenten eingebunden wird, wie zum Beispiel in Fruchtmark- oder Karottenkonzentrate, denn dann hat er den neuesten Studien zufolge die größte Bioverfügbarkeit. Die Wirksamkeit von

Vitaminen und Mineralstoffen ist im Verbund mit der natürlichen Nahrung höher, denn die Vitalstoffe unterstützen sich gegenseitig. Sie arbeiten gleichsam wie ein eingespieltes Team zusammen.

Bei den Mineralstoffen muß außerdem unterschieden werden in »organische« und »anorganische« Stoffe. Mineralstoffanteile aus Pflanzen werden als »organische« oder organisch gebundene Mineralstoffe bezeichnet. Sie stehen also noch im natürlichen Verbund der Pflanze. Als »anorganische« Mineralstoffe werden diejenigen bezeichnet, die aus der Erde, dem Wasser oder chemisch hergestellt werden. Pflanzen nehmen die anorganischen Mineralstoffe vom Boden auf und wandeln sie zu organischen Mineralstoffen um. Diese Form ist für uns physiologischer.

Wenn Krankheiten also heute bereits erfolgreich durch die Gabe von Vitaminen und Mineralstoffen behandelt werden können, ist auch davon auszugehen, daß diesen Krankheiten vorgebeugt werden kann durch eine vorsorgliche niedrigere Dosierung und gesunde Ernährung. So ist es meines Erachtens durchaus empfehlenswert, kurmäßig zur Steigerung des Wohlbefindens und zur Erhaltung der Gesundheit die Nahrung mit einem Multivitamin- und Mineralstoffpräparat, möglichst aus natürlicher Quelle, zu ergänzen. Gerade wenn Sie während des Alltags fasten und im Berufsleben stehen, ist dies wichtig. Der Fastenleiter oder der Apotheker berät Sie über geeignete Multivitamin- oder Mineralstoffprodukte.

So geht es!

Zehn Tage für Ihre Gesundheit

>»Was immer du tun kannst oder erträumst zu
können, beginne es.
Kühnheit besitzt Genie, Macht und magische
Kraft, beginne es jetzt.«
Johann Wolfgang von Goethe

Wenn ich Ihnen eine Fastenzeit von zehn Tagen vorschlage,
dann deswegen, weil sich diese Zeitdauer in der Praxis bewährt hat. Zehn Tage können Sie leicht durchhalten, auch
wenn Sie im Beruf stehen. Mit dem Kauf dieses Buches haben Sie bereits Interesse am Fasten gezeigt und vielleicht
auch den Entschluß gefaßt: »Das probiere ich aus!«
Jetzt, an dieser Stelle, ist es nun wichtig, eine klare Entscheidung zu treffen. Wenn Sie noch unsicher sind, ob Sie alleine fasten wollen, können Sie eine Freundin oder einen
Freund anrufen und diese bitten, mitzufasten. Falls sie mitmachen, ist das schön, wenn nicht, erkundigen Sie sich, wann
die nächste für Sie in Frage kommende Fastengruppe beginnt.
Sie schaffen es natürlich auch alleine, und deswegen ist
der nächste Schritt, den Beginn festzusetzen. Nach meiner
Erfahrung ist es wichtig, den Start nicht hinauszuschieben,
sondern möglichst sofort anzufangen. Denn nichts im Leben
ist ermüdender und kostet mehr Energie, als unentschlossen
zu sein oder Dinge aufzuschieben. Kaufen Sie deswegen als

erstes – falls Sie nicht sowieso schon eins besitzen – ein Tagebuch, ein Buch mit leeren Seiten. Es lohnt sich, während des Fastens Tagebuch zu führen. Ihm können Sie Ihre evtl. noch bestehenden Zweifel oder Ängste und Ihre Gefühle anvertrauen, aber natürlich auch Ihren Tagesablauf festhalten. Interessant ist es, im Abstand von einigen Monaten oder Jahren nachzuschauen, welche Erfahrungen Sie damals gemacht haben, wieviel Sie an welchem Tag abgenommen haben, wie Ihre Stimmung war, und dies mit den nachfolgenden Fastenkuren zu vergleichen.

Ihr Körpergewicht sollten Sie zu Beginn des Fasten notieren. Auch evtl. auftretende Fastenflauten sollten Sie Ihrem Tagebuch anvertrauen, denn Sie werden merken, gleich nachdem Sie das aufgeschrieben haben, fühlen Sie sich bereits besser, oder Sie entdecken die Hintergründe der Fastenflaute.

Zusammenfassend möchte ich an dieser Stelle die wichtigsten Regeln des Fastens wiederholen:

■ *Nichts essen!* Halten Sie sich strikt während Ihrer individuellen Fastendauer, die eine Woche bis drei Wochen dauern kann, an das Eßverbot. Ein Naschen zwischendurch würde den Entgiftungsprozeß unterbrechen. Sollten Sie doch einmal etwas essen, brauchen Sie nicht mutlos zu werden. Sie beginnen einfach neu. Je nachdem, ob Sie nur etwas genascht oder mehr gegessen haben, sollten Sie entscheiden, ob Sie nochmals abführen müssen. Wer nach ein paar Fastentagen plötzlich eine große Portion, womöglich noch Fleisch, zu sich nimmt, muß sich nicht wundern, wenn Magenbeschwerden auftreten. Es sind auf alle Fälle – auch schon nach wenigen Fastentagen – die Aufbauregeln zu beachten.

- *Viel trinken!* Trinken Sie möglichst 3 l pro Tag. Das ist für Ihre Nieren äußerst wichtig. Die Trinkmenge nimmt gewöhnlich nach längerem Fasten ab. Sie sollten trotzdem dann mindestens täglich auf 2 ½ l Flüssigkeit kommen. Tee, Wasser und bis zu maximal ½ l Saft ist erlaubt. Fördern Sie zusätzlich zum reichlichen Trinken die Ausscheidung, indem Sie regelmäßig den Einlauf machen und Ihren Körper bürsten. Sie dürfen ruhig mal zum Beispiel beim Sport ins Schwitzen kommen. Die Sauna wird ab dem vierten Fastentag gut vertragen, Saunaerfahrene können aber auch schon früher in die Sauna gehen. Wichtig ist, die Saunaregeln zu befolgen und sich niemals alleine in der Saunakabine aufzuhalten. Auch hier auf den Körper hören und weniger Saunagänge als üblich durchführen.

- *Auf Genußmittel verzichten!* Während der Fastendauer keinen Kaffee trinken. Er schmeckt sowieso nach dem zweiten Fastentag nicht mehr. Eine gute Chance, wegzukommen vom hohen Kaffeekonsum. Meiden Sie Getränke, in denen Süßstoff, künstliche Aromastoffe, Kohlensäure oder ähnliche Zusatzstoffe verwendet wurden. Das Lutschen von zuckerfreien Bonbons oder Kaugummi kann Hunger auslösen, genauso wie Trinken von Säften, besonders wenn diese unverdünnt sind und mehr als ½ l pro Tag genossen wird. Eigentlich müßte es gar nicht erwähnt werden, daß beim Fasten kein Alkohol erlaubt ist. Sie reagieren bereits auf kleine Mengen, deswegen strikt meiden.

- *Medikamente nur einnehmen,* wenn Sie dies müssen und die Dosis mit dem Behandler abgestimmt ist. Auf keinen Fall dürfen Sie Entwässerungsmittel oder Appetitzügler (sie sind sowieso unnötig) nehmen! Vitamin- und Mineralstoffpräparate sollten zur Unterstützung des Fastens eingenommen werden.

- *Nicht rauchen!* Sicher mag es einem Raucher besonders schwerfallen, neben dem Essen auch noch auf den blauen Dunst zu verzichten. Doch in der Fastenzeit bietet sich die Möglichkeit, endgültig damit aufzuhören. Viele Raucher haben diese Gelegenheit dazu benutzt und dauerhaft damit aufgehört. Meistens schmeckt die Zigarette auch nicht beim Fasten. Sollten Sie dennoch nicht das Rauchen aufhören können oder wollen, dann empfiehlt es sich, sehr wenig und jeweils nur eine halbe Zigarette zu rauchen. Setzen Sie sich dabei hin und rauchen Sie ganz bewußt.

- *Öfters mal eine Pause einlegen und mittags ruhen!* Stellen Sie sich darauf ein, daß Sie beim Fasten ein erhöhtes Ruhebedürfnis haben. Das heißt aber nicht, daß Sie sich energielos und schlapp fühlen müssen. Im Gegenteil, eine Leistungssteigerung und ein euphorisches Gefühl sind fast immer während des Fastens zu beobachten.

- *Rückzug und Besinnung – Regeneration für Geist und Seele.* Ziehen Sie sich soweit wie möglich vom Alltag zurück, vermeiden Sie Diskothekenbesuche, Fernseh- und Radioberieselung. Das bringt Sie vom eigentlichen Sinn des Fastens weg. Hören Sie statt dessen mehr meditative Musik, malen, lesen Sie oder gehen Sie Ihrem Hobby nach.

- *Bewegung und Sport.* Bewegen Sie sich viel an der frischen Luft, und gehen Sie wie gewohnt Ihrer sportlichen Betätigung nach. Erzwingen Sie aber in dieser Zeit nichts von Ihrem Körper. Tun Sie das, wozu Sie Lust haben und es tun können. Vertrauen Sie Ihrem Gefühl und Ihrer Intuition.

Einkaufsliste

Für den Entlastungstag

Sie benötigen: (hier: Beispiel Rohkosttag)
- etwa 1 kg Obst (verschiedene Früchte)
- ca. 750 g Salat und Gemüse (1 Kopfsalat oder Feldsalat, Karotten, Tomaten, Gurke, rote Paprika etc.)
- 1 Apfel zum Abschluß des Entlastungstags

Für die Fastentage

Zur Darmreinigung
- Abführmittel, entweder 75 ml Rizinusöl oder alternativ 1 Dose F. X. Passage-Salz
- Irrigator (= Einlaufgerät; erhältlich in Apotheken oder in Geschäften für Sanitätsbedarf)

Für Ihre Vitamin- und Mineralstoffversorgung
- 1 Multivitamin- und Multimineralstoffpräparat (fragen Sie Ihren Apotheker oder im Reformhaus nach guten Vitaminen und Mineralien aus natürlicher Quelle)
- 100 g Ascorbinsäure (Vitamin C) oder alternativ Acerolataler von Dr. Grandel, zusätzlich Basica (Reformhaus) oder MINACTIV von Metz (Reformhaus)

Fastengetränke
- Teemischungen aus der Apotheke (möglichst kleine Mengeneinheiten kaufen und dafür viele verschiedene Sorten), zum Beispiel Leber-Galle-Tee-Mischung, Teemischung für den Abend, Teemischung für den Morgen. Nieren-Blasen-Tee, Entwässerungstee, Blutreinigungstee, Früchtetee, etwa Malven-, Hagebutten-, Paradiestee (Reformhaus)
- 1 Kiste Mineralwasser ohne Kohlensäure

- Einige Flaschen Obstsäfte, ohne Zucker und natürlich ohne Süßstoffe (gute Qualität kaufen) möglichst aus dem Reformhaus oder Bioladen
- Gemüsesäfte ohne Salz (damit ist natürlich auch Meersalz gemeint), zum Beispiel von Eden, Rabenhorst, Bioland, Schneekoppe. Bei den Gemüsesäften empfiehlt es sich nicht, sofort mehrere Flaschen zu kaufen. Erst dann weitere besorgen, wenn Sie sicher sind, daß sie Ihnen schmecken und gut vertragen werden.
- Wenn Sie frische Säfte auspressen möchten: Karotten, Rote Bete, Sellerie, Äpfel, Birnen, Orangen etc. einkaufen
- Qualitativ hochwertigen Honig (am besten aus dem Reformhaus/Naturkostladen oder direkt vom Imker)
- unbehandelte Zitronen

Der Entlastungstag

Es empfiehlt sich mit einem Entlastungstag zu beginnen. Sehr wertvoll ist es auch, wenn Sie mindestens drei Tage vor dem eigentlichen Fasten kein Fleisch und keine Wurst mehr essen. Mit dem Entlastungstag wird der Stoffwechsel auf das Fasten vorbereitet. So sollten Sie an diesem Tag nur komplexe Kohlenhydrate in Form von Obst und Gemüse zu sich nehmen. Eiweiß und Fett sind zu meiden, d. h. Fleisch, Milch und Eier sollten nicht mehr gegessen werden. Auch Salz sollten Sie nicht mehr verwenden.

Beginnen Sie an Ihren freien Tagen, möglichst am Wochenende! Der Entlastungstag kann aber noch während der Arbeitszeit durchgeführt werden. Normalerweise schränkt
das Fasten die Leistungsfähigkeit nicht ein. Es ist aber eher
unangenehm, am ersten Fastentag zu arbeiten, da jeder
Mensch auf das Abführen anders reagiert. Bei manchen ist
die Darmentleerung nach ein bis zwei Toilettengängen er-
ledigt. Es kann aber auch kein, daß Sie das WC öfters aufsuchen müssen.

Vorschläge für den Entlastungstag

Die Entwässerung und Entschlackung wird mit dem Obsttag
bereits eingeleitet.

Obsttag   2 – 3 Pfund Obst essen
             Morgens zum Beispiel nur Tee trinken,
             vormittags Obst
             Mittags Obstsalat (1 Banane,
             1 Apfel, verschiedenes Obst der Saison,
             klein schneiden, mischen – nicht süßen)
             Abends restliches Obst
             Zwischendurch viel trinken

oder

Rohkosttag Morgens Tee, vormittags Obst
             Mittags Rohkostteller
             Abends: gemischten Salat, 1 Apfel
             Zwischendurch viel trinken

oder

Reis-   Morgens Tee, vormittags Obst
und Rohkost Mittags Gemüsereis (ca. 50 g Naturreis
              kochen), dazu gemischtes Gemüse (Erbsen,
              Karotten, Reis, rote Paprika) mit Diätwürze
              (ohne Salz) würzen
              Abends Rohkostplatte oder Salatschüssel

Als letztes sollten Sie am Abend einen Apfel (alternativ bei Apfelallergie: eine Birne) zu sich nehmen. Mit diesem Apfel-essen beschließen Sie die Aufnahme von Nahrung. Wichtig ist, diesen Apfel ganz bewußt – als letzte Mahlzeit bis zum Fastenbrechen – zu essen. Machen Sie daraus eine kleine Fei-er. Decken Sie sich dafür den Tisch. Vielleicht zünden Sie ei-ne Kerze an und hören eine schöne Musik dazu. Genießen Sie diesen Apfel, und kauen Sie ihn gründlich. Machen Sie sich nun dabei bewußt, daß jetzt Ihre innere Reinigung be-ginnt, denn der Apfel besitzt eine reinigende Wirkung auf den Darm. Seine Pektine binden Giftstoffe und erleichtern die Ausscheidung. Deswegen gibt man auch bei Darmer-krankungen gerne geriebene Äpfel. Sie sollten aber den Ap-fel lieber gründlich kauen, am besten jedes Stückchen 30mal. Machen Sie daraus eine kleine Meditation.

Wichtig: Während des Fastens sollten Sie sich zusätzlich mit Vitamin- und Mineralstoffpräparaten versorgen. Bereits am Entlastungstag kann schon mit einer Einnahme begon-nen werden, und nach der Aufbauzeit können Sie die Vita-mine und Mineralien wieder absetzen oder durchaus noch einige Wochen weiternehmen. Auch Algen in Tabletten-form können, nach Anweisung auf der Packung, einge-nommen werden.

Erster Fastentag

Am Beginn des ersten Fastentags, noch vor dem Abführen, sollten Sie sich wiegen und das Gewicht schriftlich festhalten. Um Ihre Gewichtsabnahme stets korrekt aufzuschreiben, sollten Sie sich immer zur gleichen Zeit wiegen, am besten unbekleidet am Morgen.

Das Abführen ist also das Umschalten zum Fasten, und so sind Sie nun schon im Fasten. Der beste Einstieg in das Fasten ist, gleich morgens für eine Darmentleerung zur sorgen.

Die Darmreinigung

Folgende Methoden haben sich bewährt:

- 5 TL F. X.-Passage-Salz in $\frac{1}{4}$ l Wasser trinken oder
- 30–40 g Glaubersalz (2 EL in $\frac{1}{2}$ l warmen Wasser gelöst, zur Geschmacksverbesserung etwas Zitronensaft zufügen).

Falls Sie hohen Blutdruck haben, sollten Sie kein Glaubersalz oder F. X-Passage-Salz verwenden!

Ein gutes Mittel ist Rizinusöl. Als Dünndarmlaxans ist es den salinischen Abführmitteln, die im Dickdarm wirken, vorzuziehen. Außerdem ist es geschmacksneutral und daher sehr gut einzunehmen. Meistens reichen 1 $\frac{1}{2}$ Eßlöffel aus. Das Öl wird pur eingenommen und warmer Tee nachgetrunken. Nur wer zu Verstopfung neigt, sollte gleich zwei Eßlöffel nehmen, dagegen reicht ein Eßlöffel, falls Sie leicht Durchfall bekommen. Nach ein bis vier Stunden erfolgt die Darmentleerung. Frauen, die die Pille nehmen, sollten diese einige Stunden vorher einnehmen. Hierzu ist die Packungsbeilage der Pille zu beachten.

Das Abführen durch Einnahme eines der oben beschriebenen Abführmittel wird nur am 1. Fastentag durchgeführt.

Der Einlauf
Zur weiteren Reinigung sollte dann der Einlauf benützt werden. Es ist wichtig, während der Fastenzeit mindestens jeden zweiten Tag (besser täglich) einen Einlauf zu machen. Damit wird der Dickdarm mit ca. $^3/_4$ l Wasser saubergespült. Der Einlauf ist notwendig, um eine sogenannte Rückvergiftung aus dem Darm zu vermeiden, denn während des Fastens lösen sich ständig Abbauprodukte und sammeln sich dann im Enddarm. Wenn nun so lange gewartet wird, bis der Drang zur Toilette spürbar wird, können die in diesem Zeitraum freigewordenen Abbauprodukte wiederum Giftstoffe in den Körper abgeben. Falls beim Fasten Kopfschmerzen oder sonstige seelische oder körperliche Beschwerden auftreten, so werden diese oft nach dem Einlauf wesentlich geringer oder verschwinden völlig. Zum Einlauf benötigen Sie einen Irrigator, den Sie in der Apotheke oder in Sanitätshäusern erhalten.

So machen Sie den Einlauf selbst: Irrigator im Badezimmer mit körperwarmen Wasser füllen. Zusätze wie Salz, Seife oder ähnliches sind nicht nötig. Kleine Tülle etwas einfetten. Lassen Sie etwas Wasser in die Toilette oder ins Waschbecken abfließen, damit keine Luftblasen im Schlauch sind. Schlauch abklemmen oder den Hahn schließen. Gefüllten Einlaufbehälter an Wandhaken oder Türklinke hängen. Dann lagern Sie sich mit Knien und Ellbogen auf den Boden, und führen Sie das eingefettete Schlauchende (kleineTülle) tief in den After ein. Während Sie das Wasser einlaufen lassen, unverkrampft knien. Bauchdecke locker lassen und in den Bauch hinein ein- und ausatmen. Sie können sich aber auch auf die linke Seite legen. Der Einlaufbehälter muß ein Gefälle von etwa 1 m haben. Wenn das Wasser eingelaufen ist, versuchen Sie das Wasser fünf Minuten zu halten. Dabei legen Sie sich auf den Rücken, nehmen Ihre Beine nach oben und strecken sie, so daß sich das Becken etwas vom Boden abhebt. Dadurch gelangt das Wasser weiter hinauf in den Dickdarm. Ein bißchen mit den Beinen strampeln und radfahren hilft, die Zeit zu überbrücken, bis Sie den heftigen Drang, auf die Toilette zugehen, spüren. Wasser und der gelöste Darminhalt entleeren sich auf zwei- bis dreimal.

Gerade bei Frauen stößt das Thema »Einlauf« oft auf Widerstand. Es erinnert viele Mütter an die Vorbereitung der Geburt ihres Kindes, bei der ebenfalls eine Darmreinigung mittels Einlauf oder Klistier vorgenommen wurde. Der Einlauf war in diesem Fall mit zusätzlichem Druck und damit oft mit Schmerzen verbunden. Auch ist der Einlauf für einige Menschen unangenehm, oder sie haben Angst sich zu verletzen. Wenn auch Sie solche Bedenken haben, versuchen Sie trotzdem, den Einlauf zu machen. Sie werden sehen, wenn Sie es tun und Ihre Angst überwinden, daß Ihnen das ein Gefühl von Stärke gibt und Ihr Selbstvertrauen gefördert wird. Falls Sie körperlich behindert sind und den Einlauf selbst nicht durchführen können oder sich nicht helfen lassen möchten, dann nehmen Sie nochmals ein- bis zweimal in der Fastenzeit einen Teelöffel (keinen Eßlöffel!) Rizinusöl ein, damit unterstützen Sie die Selbstreinigung des Körpers.

Der Einlauf ist ein altbewährtes Behandlungsverfahren und gehört zu den alten Hausmitteln, deren Anwendung einfach und wirkungsvoll bei Kopf- und Gliederschmerzen, Fieber, Erkältungskrankheiten, Verstopfung, Darminfektionen mit Durchfall, Blähungen, Magenschmerzen und Übelkeit ist.

Immer wenn Sie sich nicht wohl fühlen, können Sie den Einlauf machen. Ruhen Sie sich danach aus. Mit dem Einlauf auf der körperlichen Ebene ist ein Loslassen auf der seelischen Ebene verbunden, so daß sich dadurch oft auch eine bedrückte Stimmung löst.

Der Einlauf ist wirklich einfach durchzuführen. Aber trotzdem kommt es manchmal vor, daß zum Beispiel das Wasser nicht in den Darm einläuft. Das kann folgende Gründe haben: Die Tülle wurde nicht tief genug eingeführt oder Luft ist noch im Schlauch, vielleicht sind Sie zu verkrampft, oder der Behälter hängt nicht hoch genug. Ein weiterer Grund kann sein, daß Stuhlreste im Darm das Einlaufen des Wassers verhindern. Mit etwas Geduld und Wiederholen des Einlaufs lösen sich diese.

Manchmal kommt es vor, daß das eingeführte Wasser nicht wieder herausläuft oder weniger herausläuft als eingefüllt wurde. Dies ist dann der Fall, wenn zuwenig getrunken wurde, so daß der Körper einfach das Einlaufwasser durch den Darm aufnimmt und damit seinen Flüssigkeitsbedarf deckt.

Das Trinken

Sehr wichtig ist jetzt, daß Sie viel trinken. Sie müssen mindestens 2½ l am Tag trinken, denn Ihre Nieren sollten gut durchspült werden. Besser ist es, wenn Sie täglich 3 l und mehr an Flüssigkeit zu sich nehmen. Trinken Sie nicht zu heiß und nicht zu kalt (Zimmertemperatur bzw. warmen Tee). Auch das stille Mineralwasser anwärmen, wenn Sie etwas Zitronensaft oder sonstige Fruchtsäfte dazugeben, schmeckt es besonders gut.

Erlaubt sind:

- verschiedene Kräutertees
- Früchtetee (sehr dünn zubereiten)
- wenig schwarzer Tee
- Obstsäfte ohne Zucker
- Gemüsesäfte ohne Salz
- kohlensäure- und natriumarmes Mineralwasser

Wichtig: Morgens und abends einen Teelöffel Honig. Wer Honig nicht mag, kann statt dessen ein Stück Trauben- zucker nehmen. Bitte nicht mehr Honig essen, da Sie sonst evtl. Hunger bekommen.

Sie können auch die strengere Form des Fastens wählen und während der zehn Tage nur Wasser und Tee trinken. Säfte müssen nicht unbedingt sein. Allerdings sollten Sie, falls Sie ohne Fruchtsäfte fasten wollen, täglich zwei Zitronen aus- pressen und den Saft zum etwas abgekühlten Tee oder in das Wasser geben.

Wie bereits mehrfach erwähnt, kommt es vor, daß durch die Umstellung von Essen auf Fasten für kurze Zeit eine Un- terzuckerung auftritt. Das geschieht in seltenen Fällen am zweiten oder auch mal am dritten Fastentag am Morgen. Typische Anzeichen dafür sind Zittern und Mattigkeitsge- fühle sowie Schweißausbrüche und Übelkeit. In diesem Fall sollten Sie gleich einen Teelöffel Honig nehmen, Tee trinken und sich schonen. Dann geht das bald vorbei. Oft hilft auch schon ein Glas Fruchtsaft.

Wer sich nicht selbst betrügen will, wird sich wirklich auf zwei Teelöffel Honig am Tag beschränken. Von Obst- und Gemüsesäften sollten Sie nicht mehr als insgesamt $\frac{1}{2}$ l pro Tag trinken.

Beispiel für den ersten Fastentag

Frühstück: 1–2 Tassen schwarzer Tee (kurz ziehen lassen)
             mit Zitrone und 1 TL Honig

oder   Ginseng- und Rosmarintee (gut, um morgens
             in Schwung zu kommen)

zwischendurch Kräutertee oder Wasser

Mittag: Teller Gemüsesaft ($\frac{1}{4}$ l) mit $\frac{1}{4}$ l Wasser verdünnen oder   Gemüsebrühe, soviel wie Sie mögen

zwischendurch Kräuter- oder Früchtetee

Abends: Melissentee oder anderer Kräutertee
              mit 1 TL Honig
              etwas Obstsaft

■ Alle Getränke, ob Mineralwasser, Tee oder Saft, sollten Sie
  langsam trinken. Schluck für Schluck und kauen, wie einen
  guten Wein. Günstig ist es, die Fruchtsäfte stark zu verdünnen.
■ Wird der Gemüsesaft erwärmt, kann er gut als Suppe
  gelöffelt werden.
■ Immer wenn Sie Hunger haben, können Sie ihn durch Trinken besänftigen.
■ Sehr empfehlenswert sind frisch gepreßte Obst- und
  Gemüsesäfte, die Sie allerdings stark mit Wasser verdünnt
  trinken sollten. Zum Beispiel:

        – Apfel-Möhren-Saft
        – Sellerie-Möhren-Apfel-Saft
        – Apfel-Rote-Bete-Saft
        – Möhren-Sellerie-Saft
        – Tomaten-Kräuter-Orangen-Saft
        – Birnen-Apfel-Saft
        – Orangen-Apfel-Birnen-Saft
        – Orangen-Ananas-Saft
        – Birnen-Kiwi-Orangen-Saft

Einige Kräutertee-Empfehlungen
■ *Zur Entschlackung:* Brennessel, Birkenblätter, Brombeer-
  und Johannisbeerblätter, Goldrute, Stiefmütterchenkraut,
  Zinnkraut
■ *Gegen Mundgeruch:* Salbei, Anis, Pfefferminze

- *Zur Beruhigung:* Kamille, Orangenblüten, Badrian, Melisse, Johanniskraut, Hopfen
- *Bei Blähungen:* Fenchel, Anis, Kümmel, Angelikawurzel, Basilikumkraut, Schafgarbe
- *Bei Magenbeschwerden:* Bitterkleeblätter, Wermutkraut, Kamillenblüte, Enzianwurzel, Leinsamen
- *Bei niedrigem Blutdruck:* Rosmarin, Ginseng, schwarzer Tee (zwei Minuten ziehen lassen), Matetee
- Ingwertee, wärmt Sie von innen auf

Rezept für die Gemüsebrühe

250 g ungeschälte Kartoffeln, 750 g Gemüse verschiedener Sorten, zum Beispiel Karotten, Sellerie, Porree, Erbsen, etwas Blumenkohl oder Brokkoli, Petersilie, Schnittlauch, etwas Kümmel, Dill, Estragon, Majoran, Knoblauch bzw. Suppenwürze ohne Salz (alle Zutaten möglichst aus biologischem Anbau).

Die Kartoffeln und das Gemüse werden kleingeschnitten, in 2 l kochendes Wasser gegeben und ca. 15 Minuten gekocht. Die Kräuter werden etwa 5 Minuten mitgekocht. Danach wird das Gemüse abgeseiht. Sie erhalten etwa 1½ l Gemüsebrühe. Sie führt dem Körper basenbildende Mineralstofffe zu. Sie sollten keine festen Bestandteile in der Suppe lassen. Sie darf natürlich auch nicht durch ein Sieb gestrichen werden.

Sie können zur Geschmacksabwechslung immer wieder verschiedenes Gemüse verwenden.

Das Gemüse können Sie für Ihre Familie evtl. zu einem Gemüseküchlein weiterverarbeiten. (Dazu Gemüse etwas ausdrücken und wie Frikadellen anmachen, in Semmelbrösel wälzen und in der Pfanne braten.)

Bei auftretenden Magenbeschwerden sollten Sie einen Leinsamen-, Hafer- oder Reisschleim löffeln. Damit kann eine Besserung erzielt werden. Bei anhaltenden Beschwerden ist natürlich der Arzt aufzusuchen!

Rezepte für Magenempfindliche
Leinsamenschleim:
15 g Linusit Leinsamen in einem hohen Topf mit 500 ml Wasser 5–7 Minuten auf kleiner Hitze kochen lassen, öfter umrühren. Dann etwas stehenlassen und den Schleim abnehmen.

Mit Cenovic oder Hefebrühe (ohne Salz) würzen oder dem Gemüsesaft beigeben.

Reisschleim:
3 EL Reis in gut 500 ml Wasser ca. 25 Minuten ziemlich weich kochen. Cenovic oder Vitam R Hefebrühe (ohne Salz) zugeben. Durch ein Sieb drücken.

Dem Reisschleim etwas Gemüsesaft zugeben, dann schmeckt er gut.

Haferschleim:
3–4 EL Haferflocken in 500 ml. Wasser 5–7 Minuten kochen. Durch ein feines Sieb streichen. Mit Honig süßen oder würzen mit Cenovic oder Hefebrühe oder dem Gemüsesaft zugeben.

Im Reformhaus erhalten Sie Holo Hafer Gold, ein feinlösliches Vollkornhafermehl, mit dem die Zubereitung von Haferschleim sehr einfach ist.

Im Reformhaus bekommen Sie auch Linusit Gold Magenschutz. Das ist ein Leinsamen-Tee, der medizinisch wirksame Mengen von magenschützenden Stoffen freisetzt und einen Schutzfilm auf die empfindliche Magenschleimhaut legt. Der Leinsamen wurde durch ein Spezialverfahren fein aufgebrochen, und die praktischen Aufgußbeutel ermöglichen einen schnelle Zubereitung.

Bei einer längeren Fastendauer (nach zehn Tagen) ist es empfehlenswert, Eiweiß zuzuführen, und zwar in Form von täglich 150 ml Molke (Heiler) oder Buttermilch.

Der Blutdruck

Beim Fasten ist es ganz natürlich, daß der Blutdruck sinkt. Das ist sehr vorteilhaft für Menschen, die zu hohen Blutdruck haben. Fasten reguliert aber auch den niedrigen Blutdruck. So ist zu beobachten, daß ein vorher niedriger Blutdruck sich während des Fastens auf Normalwerte einstellt und auch danach diese Werte beibehält.

Bei Fastenbeginn sinkt der Blutdruck aber zunächst. Das macht sich hauptsächlich morgens bemerkbar. Der Fastende kommt nicht so recht in Schwung, fühlt sich matt und müde. Wenn wir im Bett liegen, haben wir sowieso schon einen niedrigeren Blutdruck. Sie sollten daher unbedingt darauf achten, daß Sie nicht plötzlich aufstehen, denn das kann zu Schwindel führen. Stehen Sie langsam auf. Am besten ist es, wenn Sie vor dem Aufstehen sich strecken, Gymnastik im Bett machen oder mit einer Saunabürste den Körper bürsten. Dadurch wird der Kreislauf angeregt. Dabei bürsten Sie von herzfern zu herznah. Beginnen Sie also am rechten Fuß und bürsten nach oben – innen nur leicht, außen kräftiger –, dann linkes Bein und vom rechten Arm zur Körpermitte, anschließend linker Arm. Durch das Bürsten wird nicht nur der Kreislauf angeregt, sondern im gesamte Unterhautgewebe wird die Entschlackung gefördert und der Lymphfluß verbessert.

Bei niedrigem Blutdruck sind besonders Wasseranwendungen nach Kneipp zu empfehlen, zum Beispiel Arme und Beine abwechselnd heiß und kalt duschen, und zwar wieder von herzfern zu herznah. Auch können Sie morgens kurz durch das nasse Gras laufen, danach warme Socken anziehen. Bewegung, Gymnastik und Tanzen bringt ihren Kreislauf wieder in Schwung.

Zusätzlich können Sie kreislaufanregende Medikamente auf pflanzlicher Basis einnehmen, zum Beispiel Angioton, Miroton, Korodin u. a. pflanzliche, blutdrucksteigernde Mittel.

Das ansteigende Fußbad

Das ansteigende Fußbad hilft schnell bei kalten Händen oder Füßen. Es ist wichtig zur Unterstützung des Kreislaufs und schützt gleichzeitig bei regelmäßiger Anwendung vor Erkältungen. Während des Fasten sollte es täglich praktiziert werden. So wird es gemacht:

Beginnen Sie mit lauwarmem Wasser, das Sie in eine Wanne, einen Eimer oder ein Bidet einlaufen lassen. Es sollte circa bis zu den Knöcheln reichen. Stellen Sie nun Ihre Füße hinein, und lassen Sie alle fünf Minuten wieder heißes Wasser zufließen, so daß Ihre Füße immer wieder neue Wärmereize bekommen, die sich über die Fußsohlen auf den ganzen Körper ausbreiten. Unter der Haut befinden sich feine Blutgefäße und Nerven, Wärme- und Kälteempfindlichkeitspunkte und die Fußreflexzonen, insbesondere mit letzteren können bekanntlich die inneren Organe stimuliert werden.

Die Anfangstemperatur des Fußbads sollte etwa 36 Grad C betragen, die dann durch Zulaufen bzw. Zugießen des heißen Wassers bis auf 44 Grad C (wem diese Temperatur zu heiß ist, der kann auch nur bis 40 Grad C gehen) die Wärme erhöht werden sollte. Dabei werden die Füße rot, die Blutgefäße in den Füßen werden erweitert, und der Blutkreislauf wird angeregt. Nach etwa 15 Minuten ist es Ihnen angenehm warm. Nun werden die Füße kalt abgebraust und warme Socken angezogen.

Achten Sie darauf, daß das Wasser nicht über die Knöchel hinaufreicht. Die Waden sollten nicht im heißen Wasser baden. Sie können dem Bad auch ätherische Öle zugeben. Es sollte angewendet werden, wenn es Ihnen kalt ist, bei Befindlichkeitsstörungen, insbesondere bei Kopfschmerzen und Kreislaufbeschwerden. In diesem Zusammenhang möchte ich auf das Schiele-Kreislaufgerät als eine sehr effektive Methode zur Unterstützung und Behandlung der verschiedensten Erkrankungen verwiesen (siehe Kapitel »Zusätzliche Maßnahmen, die den Fastenerfolg unterstützen«).

Im Hier und Jetzt leben!

Wichtig ist zu Beginn des Fastens, daß Sie nicht denken: »Mein Gott, jetzt muß ich zehn Tage fasten. Wenn Sie diese Gedanken überfallen, dann rufen Sie sich ganz bewußt zurück in das Hier und Jetzt. Heute faste ich und lebe also nur im Heute.

Im Hier und Jetzt zu leben heißt, bewußt zu leben, bewußt das zu tun, was im Augenblick ist, und eben das wahrzunehmen. Viele geistige Schulen, zum Beispiel der Zen, betonen in ihrer Lehre die Wichtigkeit des Im-Augenblick-Lebens. Damit erreicht man nicht nur ein intensiveres Lebensgefühl, sondern erspart sich Ärger, Sorgen und Ängste. Denn was immer wir tun: Wir sind entweder mit unserem vergangenen Ärger oder mit unseren Zukunftsängsten beschäftigt. Es bliebe uns also einiges erspart, wenn wir nur lernen würden, bewußt im Augenblick zu leben. Das zu lernen ist sehr schwer. Deswegen müssen wir damit immer wieder beginnen. Das Fasten bietet eine wunderbare Gelegenheit dazu. Also die Gedanken nicht auf die zehn Tage Fasten richten, die bedrücken können wie ein hoher Berg, den es zu erklimmen gilt, sondern sie auf das Jetzt lenken, auf das, was Sie heute tun.

Übungen, um im Hier und Jetzt zu sein
Wir überfordern uns seelisch und geistig dadurch, daß wir mehrere Dinge auf einmal tun. Das führt zu Hektik und Nervosität, raubt uns Lebensenergie und Ruhe. Meditation bedeutet die Aufmerksamkeit des Geistes auf einen Punkt hin zu konzentrieren. Dann entstehen Ruhe und Gelassenheit. Probieren Sie es aus!

Versuchen Sie möglichst oft am Tag. Ihre Wahrnehmung auf das zu lenken, was Sie gerade tun. Dabei kann eine gute Hilfe sein, gewohnte Handlungen einmal ganz bewußt auszuführen, zum Beispiel die Zubereitung Ihres Tees. Seien Sie mit Ihrer ganzen Aufmerksamkeit dabei, lenken Sie die Gedanken immer wieder zurück auf die Zubereitung. Trinken Sie dann den fertigen Tee ganz bewußt. Oder morgens bei der Körperpflege: Putzen Sie Ihre Zähne ganz bewußt, oder seien Sie ganz bei Ihrem Körper, wenn Sie ihn einölen oder wenn Sie duschen. Halten Sie während des Tages öfters einfach an – wie man ein Auto anhält. Für zwei Minuten mal einfach in sich hineinspüren und dabei ganz mit Ihrer Aufmerksamkeit beim Atem sein, ihm einfach nur zuschauen. Suchen Sie sich aus diesen Vorschlägen einen oder zwei heraus, und machen Sie diese dann zu Ihrer täglichen Meditation.

Entspannungsmeditation zum ersten Fastentag

Wenn Sie möchten, lesen Sie noch einmal den Abschnitt »Meditation und Fasten« auf S. 73 oder suchen Sie gleich Ihren Platz auf, an dem Sie für einige Zeit ungestört sein können. Denken Sie daran, daß Sie Hausklingel und Telefon abstellen, um auch wirklich Ruhe zu haben. Sie können den Raum etwas abdunkeln, eine Duftlampe aufstellen oder eine Kerze anzünden. Auch wenn Sie im Augenblick nicht frieren, sollten Sie sich eine Decke bereitlegen. Die meisten Menschen können sich am besten im Liegen entspannen. Ihre Entspannung und Meditation können Sie unterstützen, indem Sie eine sanfte, ruhige Meditationsmusik auflegen. Wenn Sie keine Musik benutzen wollen, dann verändern Sie den Meditationstext, indem Sie die 2. Phase weglassen und dafür die Ruhephase länger spüren und erleben.

Die Übung kann zwischen 20 und 45 Minuten dauern. Um eine tiefere Entspannung erzielen zu können, wäre es gut, wenn Sie den nachfolgenden Meditationstext auf Band aufsprechen (bei Ihrer Meditation können Sie dann parallel dazu auf einem zweiten Gerät die passende meditative Musik abspielen) oder sich die Meditation von Ihrem Partner langsam vorlesen lassen. Falls Sie den Text aufsprechen, achten Sie darauf, daß Sie nach jedem Satz bzw. zusammenhängenden Abschnitt oder dem dort erwähnten Nachspüren eine Sprechpause von ca. zehn bis 15 Sekunden einlegen, d. h. leise bis zehn oder 15 zählen und dann erst weitersprechen. Manchmal ist es erforderlich, die Pause auf eine Minute auszudehnen, und zwar an den Stellen, wo es heißt, daß Sie in sich hineinspüren, die Ruhe oder Musik oder den Atem wahrnehmen sollen (bei der Wahrnehmung einzelner Körperteile reichen 15 Sekunden).

Merken Sie sich diese fünf Phasen, die zur Entspannung führen:

1. Phase: Augen schließen und in sich hineinspüren, ruhig werden
2. Phase: Musik hören und erleben
3. Phase: Ihren Atem beobachten
4. Phase: Ihre einzelnen Körpereile wahrnehmen und entspannen
5. Phase: Visualisierung (für diese Entspannung: »Hängematte«)

Beenden Sie die Meditation, indem Sie ein paarmal tief durchatmen, sich strecken und dann erst die Augen öffnen.

Rollen Sie sich langsam auf die Seite, und aus dieser Lage stehen Sie dann auf.

Das sind also die Grundzüge der heutigen Entspannungsmeditation, die ich jetzt genauer beschreibe und die Sie ein paarmal durchlesen sollten. Dabei ist es wichtig, sich als Überblick die fünf einzelnen Phasen zu merken.

1. Phase: Augen schließen und in sich hineinspüren, ruhig werden
Legen Sie sich bequem hin, die Beine sollten nebeneinander liegen (nicht gekreuzt sein) und die Arme seitlich vom Körper abgelegt werden. So können Sie gut Ihren Körper auf der Unterlage wahrnehmen. Spüren Sie nun, wo Ihr Körper aufliegt und wo der Körper die Unterlage nicht oder nur wenig berührt. Dabei schließen Sie dann die Augen. Wenn der Körper sich während der Meditation bewegen möchte, können Sie dem nachgeben, damit Sie sich wirklich ganz entspannen können. Ansonsten lassen Sie sich einfach schwer auf der Unterlage einsinken, richten also so Ihre Aufmerksamkeit mehr und mehr hinein in den Körper. Erlauschen Sie die Geräusche im Körperinnern, die immer unwichtiger werden, so wie die Geräusche im Außen da sind, aber auch unwichtiger werden. Je mehr Sie nach innen lauschen, desto mehr spüren Sie, wie Sie ruhiger werden. Ruhe und Gelassenheit dürfen jetzt in Ihnen entstehen. Diese innere Ruhe vertieft sich mehr und mehr.

2. Phase: Musik hören und erleben
Nun nehmen Sie die leise Musik im Hintergrund wahr. Lauschen Sie ganz den Tönen der Musik, und spüren Sie, ob und wie Sie mit der Musik mitschwingen, ob Sie ruhiger werden oder wie sich die Stimmung verändert, gelassener wird oder auch Gefühle von Freude, Traurigkeit, Liebe und Sehnsucht

entstehen können. Gehen Sie einfach ganz hinein in die Musik, so als ob Sie von den Schwingungen und Tönen getragen werden. Und lassen sich davon tragen.

3. Phase: Ihren Atem beobachten

Während Sie sich weiter von den Tönen und Schwingungen der Musik tragen lassen, nehmen Sie ein weiteres Schwingen in sich wahr, nämlich das Schwingen Ihres Atems im Ein- und Ausatemstrom. Spüren Sie nun ganz bewußt Ihren Atem: Wie der Atem ein- und ausströmt, und spüren Sie diesen Ihren Rhythmus. Erleben Sie, wie Sie atmen, ob Sie flach atmen oder kräftig. Wie der Atem kommt und geht. Dabei kann es sein, daß sich der Atem verändert, lassen Sie auch das geschehen, genauso wie Sie Ihrem Bedürfnis nachgeben können, mal tiefer auszuatmen. Sie registrieren einfach nur die Veränderungen und werden so zum Beobachter Ihres Atems. Spüren Sie dabei, wie die Brust sich hebt und senkt. Wie die Luft durch die Nase ein- und ausströmt. Und genießen Sie es, mit Ihrem Atem sanft mitzuschwingen.

4. Phase: Ihre einzelnen Körperteile wahrnehmen und entspannen

Und während es Sie so sanft und ruhig weiteratmen, richten Sie nun Ihre Aufmerksamkeit hin zu Ihrem *Kopf.* – Nehmen Sie Ihren Kopf wahr, wie er auf der Unterlage liegt. Spüren Sie, ob der Kopf vom Hals gehalten wird oder ob Ihr Kopf schon entspannt auf der Unterlage liegt. – Nehmen Sie nun die *Kopfhaut* wahr und entspannen Sie. – Dann richten Sie Ihre Aufmerksamkeit auf das *Gesicht,* spüren noch etwaige Verspannungen und lösen auch diese. Allein Ihre Aufmerksamkeit und Wahrnehmung bewirken nun schon die Entspannung. – Ihre Aufmerksamkeit richtet sich weiter auf den *Halsbereich und auf die Schultern,* die sich nun auch entspannen. So bleiben Sie auch mit Ihrer Aufmerksamkeit bei jedem Teil Ihres Körpers so lange, bis Sie das Gefühl der Entspannung wahrnehmen, und gehen dann weiter. – Und so richten Sie nun Ihre Aufmerksamkeit und damit Ihre Konzentration auf die *rechte Hand*, spüren sie und nehmen weiter den ganzen *rechten Arm* wahr. Der Arm entspannt sich. Sie erleben ganz bewußt, wie er lockerer und damit schwerer wird. Wie ein schlafendes Kleinkind, das den Körper noch so wunderbar entspannen kann, so ist auch Ihr Arm entspannt. – Weiter richtet sich Ihre Aufmerksamkeit auf die *linke Hand,* und dann in den *ganzen linken Arm,* bis er ganz entspannt ist. – Als nächstes fühlen Sie nun Ihren *Rücken* auf der Unterlage liegen und lassen ihn ganz breit werden. Auch die Rückenmuskulatur entspannt sich dadurch immer mehr. – Und dann können Sie mit Ihrer Aufmerksamkeit weiterwandern hin zum *Becken,* und dabei entspannt sich die Gesäßmuskulatur. – Ihre Aufmerksamkeit und Wahrnehmung richten sich als nächstes auf das *rechte Bein,* zunächst nehmen Sie den Oberschenkel, dann das Knie, dann den Unterschenkel und dann den Fuß bis hinunter zu den Zehenspitzen wahr. Und wiederum bewirkt Ihre Wahrnehmung eine Entspannung des ganzen Beins. – So können Sie nun das schon entspannte rechte Bein mit Ihrem *linken Bein* vergleichen, und das linke Bein nun genauso wie Ihr rechtes Bein entspannen lassen. – Lenken Sie dabei Ihre Aufmerksamkeit jetzt auf den linken Oberschenkel, das Knie, den Unterschenkel, den Fuß bis hin zu den Zehenspitzen, so daß auch Ihr linkes Bein alle die Anspannung loswerden, sich ganz entspannen darf.

Der Körper ist nun angenehm entspannt.

5. Phase: Visualisierung (»Hängematte«)

Nachdem der Körper nun so angenehm entspannt ist und vielleicht in der Entspannung schwer auf der Unterlage aufliegt, lassen Sie Ihren Körper noch weiter einsinken in die Unterlage. Spüren Sie dabei, daß die Unterlage Sie trägt, und genießen Sie das Gefühl, getragen zu sein. Und während Sie

sich ganz dem Gefühl des Getragenseins hingeben, stellen
Sie sich nun vor, Sie liegen im warmen Sonnenschein in einer
Hängematte, die von zwei kräftigen Bäumen gehalten wird.
Sie genießen das Gefühl, sanft hin- und herzuwiegen. Sie
können sich dabei soviel äußere wie auch innere Zeit nehmen, um ganz diese Situation und Ihre Stimmung zu erleben.
Erst dann schauen Sie auf einen der kräftigen Bäume. Sie
spüren die Kraft des Baums, der mit dazu beiträgt, daß Sie
sich getragen fühlen können. Und während Sie so in Ihrer
Hängematte sanft hin- und herschwingen, spüren Sie, wie
gut es sich anfühlt, getragen zu sein, und erleben Sie, wie
nun aus dem Gefühl des Getragenseins Vertrauen entsteht.
Die Energie, die das Wort »Vertrauen« besitzt, breitet sich
nun ganz aus. Und Sie spüren und erleben diese Energie nun
ganz deutlich. Ihr ganzer Körper und Ihr Geist sind von dem
Gefühl des Vertrauens erfüllt. Nehmen Sie nun soviel Energie, wie Sie brauchen, mit hinein in Ihre Fastenzeit. Damit
gewinnen Sie mehr und mehr Kraft und Zuversicht.

Und mit diesem gestärkten Vertrauen lösen Sie sich nun aus
der Entspannung.
Nehmen Sie nun bewußt die Entspannung zurück und gehen wieder in die Anspannung, indem Sie Ihre Füße bewegen, dann die Beine. Sie ballen die Hände zur Faust, strecken
sich und öffnen dann wieder die Augen. Stehen Sie langsam
aus der Seitenlage auf.

Zweiter Fastentag

Beginnen Sie den zweiten Fastentag mit einer Morgengymnastik. Noch im Bett liegend strecken Sie Ihre Beine hoch und
machen Sie die Radfahrübung. Stehen Sie dann langsam auf.

Wieder trinken Sie soviel wie möglich (siehe 1. Fastentag). Es hat sich gezeigt, je mehr getrunken wird, desto
mehr wird auch abgenommen.

Tagsüber wird es erforderlich sein, daß Sie öfter mal den
Mund ausspülen, denn der Mund wird trockener, und
Mundgeruch kann auftreten. Mehrmals einen Zitronen-
schnitz auslutschen.

Auch heute sollten Sie sich viel an der frischen Luft bewegen, das fördert ebenfalls die Verbrennung. Gönnen Sie
sich aber jetzt noch besonders viel Ruhe. Ein Leberwickel
wirkt entspannend und hilft Ihrer Leber bei der jetzt bereits beginnenden Entschlackungs- und Entgiftungsarbeit.

Der Leberwickel

Die Leber, neben den Nieren unser wichtigstes Entgiftungs-
organ, muß während der Fastenzeit Schwerstarbeit leisten.
Sie können sie bei der Entgiftungsarbeit durch einen Leberwickel unterstützen. Nehmen Sie drei Handtücher. Ein Handtuch wird in heißes Wasser getaucht. Legen Sie sich ein
trockenes Handtuch auf den Körper in Höhe der Leber, d. h.
über den rechten Rippenbogen. Darüber nun das nasse
heiße Handtuch und darauf kommt nun wieder ein trockenes Handtuch. Dann legen Sie eine Wärmflasche auf den
Wickel. Und bei kalten Füßen eine Wärmflasche dorthin.
Dann decken Sie sich schön warm zu und ruhen. Im Liegen
wird die Leber besser durchblutet. Mindestens 45 Minuten
ruhen. Der Leberwickel wirkt so entspannend, daß man dabei gerne einschläft. Er ist stoffwechselanregend und hilft
bei Blähungen. Statt in heißes Wasser kann man das Tuch
auch in Schafgarben- oder Kamillentee eintauchen. Dabei ist
der Tee kräftiger zuzubereiten.

Schön wäre es, wenn Sie den Leberwickel mittags auflegen. Abends ist er hilfreich zum Einschlafen.

Meditation zum Leberwickel

Die Leber ist unser größtes Organ und zu vergleichen mit einer riesigen chemischen Fabrikanlage, die rund um die Uhr mit dem Abbau, Umbau und Aufbau von Kohlenhydraten, Eiweiß und Fett zur Energiegewinnung und Produktion von körpereigenen Baustoffen beschäftigt ist. Dabei werden noch die Stoffwechselprodukte und Fremdstoffe entgiftet oder an die Niere zur Ausscheidung weitergeleitet.

Legen Sie eine entspannende Musik auf, während Sie die Wärme des Leberwickels genießen, und schenken Sie jetzt Ihrer Leber Aufmerksamkeit, indem Sie sich vor Ihrem inneren Auge Ihre Leber vorstellen mit der Arbeit, die sie tagtäglich für Sie leistet. So unterstützen Sie nun zusammen mit dem wärmenden Gefühl des Wickels Ihre Leber, indem Sie sich ihr zuwenden und ihr vielleicht Anerkennung und Dank zusprechen für ihr Funktionieren, das uns immer so selbstverständlich ist, daß wir es gar nicht wahrnehmen.

Spüren Sie das Gefühl, das mit diesem Dank verbunden ist, und lenken Sie diese Energie hinein in Ihre Leber. Bleiben Sie bei dieser Gefühlsenergie, und lassen Sie sie noch deutlicher werden und weiter hineinströmen. Legen Sie dieses Buch nun zur Seite und lassen Sie immer mehr von Ihrer liebevolle Energie Ihrer Leber zufließen.

Beenden Sie die Meditation, in dem Sie ein paarmal tief durchatmen und sich strecken, den ganzen Körper bewegen und dann erst wieder die Augen öffnen.

Heute können noch – gerade wenn Sie das erste Mal fasten – Hungergefühle auftauchen, besonders zu den gewohnten Essenszeiten oder wenn es gut riecht. Diese Hungergefühle besänftigen Sie wieder mit Tee. Unterscheiden Sie, ob Sie tatsächlich noch Hunger haben oder ob es sich um Gelüste handelt. Sollten Sie wirklich noch Hunger haben, machen Sie einen Einlauf.

Reinigungsmeditation

Diese Meditation soll die Reinigung Ihres Körpers unterstützen. Sie kann auch täglich durchgeführt werden.

Lesen Sie den folgenden Meditationstext einige Male durch, bis Sie ihn sinngemäß behalten können, oder sprechen Sie sich den Text wieder auf Band auf. Beginnen Sie dann die Meditationsübung. Sie können aber auch das Buch offen auf Ihren Knien liegen lassen und nach jedem Satz, den Sie gelesen haben, die Augen schließen.

Diese Meditation kann im Liegen oder im Sitzen, in der Badewanne und sogar morgens in kurzer Variante beim Duschen durchgeführt werden.

Wenn Sie eine Meditationsmusik benutzen wollen, legen Sie Ihre CD oder Kassette ein. Falls nicht, dann verändern Sie den Meditationstext, indem Sie statt »Musik lauschen« »Ruhe spüren« einsetzen.

Legen oder setzen Sie sich bequem hin. Die Füße liegen oder stehen nebeneinander auf dem Boden. Wenn Sie sitzen, nehmen Sie eine Haltung ein, die es Ihnen ermöglicht, mindestens 20 Minuten entspannt zu sitzen.

Sie erinnern sich an die ersten drei Phasen zur Entspannung von gestern:

Sie schließen die Augen und *spüren in sich hinein*. Nehmen Sie dabei Ihr Gefühl, Ihre Stimmung oder auch die Geräusche in Ihrem Körper *bewußt wahr*. Während Sie so nach innen lauschen, spüren Sie Ruhe in sich, Sie werden *ruhiger* und *ruhiger*. Und das Außen um Sie herum wird dabei immer unwichtiger und darf somit gleichgültig werden.

Wieder nehmen Sie nun die *Musik wahr* und lassen sich von ihr in einen angenehmen Entspannungszustand tragen. Und während Sie so immer mehr die Entspannung genießen können, richten Sie Ihre *Aufmerksamkeit auf das Atmen*. Beobachten Sie Ihr Ein- und Ausatmen. Spüren Sie, wie der

Brustkorb sich hebt und senkt, wie die Luft ein- und ausströmt. Schwingen Sie mit, mit dem Atem. Ein und aus. Dabei lassen Sie sich von Ihrem Atem mehr und mehr in Ihre
Mitte tragen und können so spüren und erleben, wie Sie immer mehr in die Ruhe und Entspannung hineingleiten. Ihr
Körper kann sich ganz entspannen. Sie erinnern sich dabei,
wie es sich anfühlt, ganz entspannt zu sein. *Vielleicht erinnern Sie sich dabei an die vorherige Entspannungsübung*
oder an einen Zustand, in dem Sie sich ganz entspannt und
wohl gefühlt haben. Diese Erinnerung darf nun in Ihrem Körper wieder spürbar werden, so daß sich Ihr Körper nun wieder so tief oder vielleicht noch tiefer entspannen kann

Tiefer und immer tiefer gleiten Sie jetzt in einen Zustand
der angenehmen Ruhe. Ihr Körper darf sich durch diesen angenehmen Ruhestand ganz schwer werden.

Und während Sie nun weiter loslassen vom Alltag und Sie
mehr und mehr in Ihre eigene Mitte kommen, stellen Sie sich
eine Landschaft vor, und Sie können sich sogar inmitten dieser Landschaft wahrnehmen, sich bewegen und sich um-
schauen. Die Sonne scheint und es ist angenehm warm. Nehmen Sie all die Eindrücke dieser Landschaft auf, die Wiesen
und Felder, die Bäume und Sträucher, den kleinen Weg, auf
dem Sie nun gleich gehen werden. Auch den Duft und sogar
den leichten Wind können Sie wahrnehmen. Spüren Sie den
Wind und die erfrischende Luft. Der Weg führt Sie zu einen
kleinen See, der von einer Quelle gespeist wird. Wie Sie nun
näherkommen, ahnen oder erkennen Sie bereits, daß dies ein
besonderer Ort ist, an dem Sie sich nun befinden. Es ist ein *Ort
der Reinigung*, ein Ort der inneren Klarheit und Heilung. Die
Quelle des kleinen Sees mit klarem Wasser besitzt eine besondere Heilkraft, die gespeist wird aus der Kraft der unend-
lichen göttlichen Liebe.

Die besondere Ruhe und Harmonie, die Sie an diesem Ort
spüren können, läßt in Ihnen ein Gefühl der Achtsamkeit
und Andacht entstehen. Und mit diesem Gefühl steigen Sie

langsam hinein in diesen See. Sein Wasser ist angenehm, so wie Sie es mögen, so daß Sie Lust spüren, sich ganz hineinzulegen. *Das Wasser trägt Ihren Körper*. Er ist leicht und fast schwerelos. Jetzt umspült das Wasser mit seiner Heilkraft Ihren ganzen Körper und reinigt ihn. Ihr Körper, ja jede kleinste Pore wird gründlich gereinigt, und all die Ablagerungen in jeder Ihrer Poren werden an das Wasser abgegeben. So werden mehr und mehr die Poren Ihres Körpers freier, reiner, und die Energie und die Kraft des Wassers können nun durch diese *Poren in das Körperinnere* gelangen und auch dort seine reinigende und heilende Wirkung entfalten. Und während Sie so schwerelos im Wasser sich treiben lassen, reinigt das Wasser das Innere Ihres Kopfes, sanft spült es all die Ablagerungen weg, all die Verspannungen, und sogar all die bedrückenden Gedanken werden durch die Energie des Wasser fortgespült. So fließt das Wasser in all die *Kopfhöhlen*, Stirn- und Nasennebenhöhlen, und auch hier wird alles gereinigt. Der *Hals*bereich und der *Brust*bereich, *die inneren Organe*, die Lungen, das Herz – alles wieder gereinigt, von alten Belastungen befreit. Gleichsam wie ein Kreislauf gelangt immer neues frischen Wasser in die Poren und die Schlackenstoffe und all der Ballast werden durch das Wasser gelöst und durch die Poren ausgeschieden.

So können die *Organe im Bauchbereich*, der Magen, der Dünn- und Dickdarm und die *Blase*, die *Nieren* und die inneren *Geschlechtsorgane* gereinigt werden. Auch all die Ablagerungen im ganzen *Gefäßsystem* werden mit dem Wasser herausgespült. Jede einzelne *Zelle* wird gereinigt und Unreines daraus entfernt, so daß wieder mehr Lebensenergie aufgenommen und gebildet werden kann.

Nachdem Ihr Körper auf diese sehr angenehme Art und Weise gereinigt worden ist, richten Sie Ihre Aufmerksamkeit auf die schwächste, krankheitsanfällige Stelle im Körper oder auf das Organ, das sich schon öfters mit Schmerzen gemeldet hat. Lenken Sie nun die Heilenergie des Wasser an diese Stelle. Nehmen Sie soviel Energie, wie Sie brauchen, um diese *Stelle zu reinigen* oder um vielleicht die Schmerzen zu lindern. So kann diese erkrankte Stelle wieder mehr und mehr gesunden.

Nachdem Sie Ihren Körper von all den Ablagerungen, Verspannungen und Krankmachendem gereinigt haben, steigen Sie aus dem Wasser. Setzen Sie sich am Ufer auf einem trockenen Stein nieder. Sie lassen sich nun trocknen von den warmen Strahlen der *Sonne*. Spüren Sie jetzt auch die Wärme und Energie der Sonne. Denn ebenso wie das Wasser trägt auch die Energie der Sonne an diesem Ort der inneren Reinigung und Heilung mit ihrer Kraft zur Stärkung und Genesung bei. Lassen Sie all die Sonnenstrahlen in Ihren Körper gelangen, und erleben Sie die Kraft der Sonne in Ihnen. Sie dürfen sich von ihr soviel an Wärme, Zuversicht und Lebensenergie nehmen, wie Sie brauchen.

Mit dieser Zuversicht und mit dieser neuen Kraft verlassen Sie nun diesen Ort in dem Bewußtsein, ihn jederzeit wieder aufsuchen und diese Bilder vertiefen zu können. Gehen Sie jetzt den Weg zurück durch diese Landschaft, nehmen Sie dann wieder bewußt wahr und kommen Sie von der Entspannung zurück in die Anspannung.

Bewegen zuerst wieder Ihren Körper ganz durch, strecken und räkeln Sie sich, und öffnen Sie erst dann wieder die Augen.

Kurze Variante beim Duschen

Wenn Sie morgens das Wasser über Ihren Körper laufen lassen, können Sie auch daraus eine Reinigungsmeditation machen. Dabei können Sie sich einen Wasserfall im warmen Süden oder in einem tropischen Land vorstellen. Visualisieren Sie dann, daß das Wasser durch die Kopfhaut hineinrieselt und das Körperinnere reinigt. Gehen Sie dabei in Ihrer Vorstellung die einzelnen Körperteile und Organe durch – vom Kopf angefangen bis hinunter zu den Füßen –, und lassen Sie das Wasser in Ihrer Vorstellung hindurchströmen. Erleben Sie in dieser Reinigungstrance, wie all die Ablagerungen, Verspannungen etc. aus Ihrem Körper durch die Poren hinausfließen können.

Dritter Fastentag

Jetzt dürften Sie den Einstieg in das Fasten endgültig geschafft haben. Das Gefühl, etwas essen zu müssen, verschwindet mehr und mehr. Jeder Fastentag wird Ihr Selbstwertgefühl wachsen lassen und Sie in Ihrer Disziplin stärken. Sie ist gefordert, denn während dieser Zeit dürfen Sie keinen Bissen zu sich nehmen, das würde Sie zum weiteren Essen verleiten oder Hunger und Appetit sind die Folgen. Da Sie das wissen, können Sie auch für die Familie das Essen kochen, ohne etwas zu probieren, am Bäckerladen vorbeigehen, ohne unbedingt einen Kuchen haben zu müssen, und sogar Einladungen zu Festen wahrnehmen, ohne sich am Büfett bedienen zu müssen. Solch überwundene Versuchungen aber geben Ihnen ein gutes Gefühl. Genießen Sie es und die Bewunderung, die Sie bekommen werden, wenn Sie Disziplin bewiesen haben, und seien Sie stolz auf sich. Falls Sie zum ersten Mal fasten, ist es aber ratsam, gerade jetzt noch solchen Einladung aus dem Weg zu gehen.

Menschen, die im Leben etwas erreichen möchten, müssen sich in Disziplin üben. Ich kenne keinen Leistungssportler, der ohne Selbstdisziplin Karriere gemacht hätte, und viele berühmte Personen mußten auf so manches verzichten, um erfolgreich zu sein.

Im Zeitalter des Überflusses müssen wir das Verzichten wieder lernen, denn wir können unsere materiellen Wünsche (falls sie nicht völlig unrealistisch sind), befriedigen, auch wenn wir vielleicht lange darauf hinsparen müssen. Es ist also keine Kunst mehr, sich etwas zu kaufen. Vielmehr ist es heute eine Leistung, wenn wir verzichten können. Durch den bewußten Verzicht, den wir in der Fastenzeit üben, werden wir freier von den vielfältigen Abhängigkeiten, von denen wir glauben, ohne sie nicht leben zu können. Wir werden zufriedener.

Sie werden erleben, daß Sie sich mit jedem Fastentag wohler fühlen, leichter und aktiver, auch wenn kurzfristig mal eine Fastenflaute oder Heilkrise auftritt.

Die Körperpflege

Eine belegte Zunge zeigt die Entgiftungsarbeit an. Dieser Belag wird mit einer Zahnbürste etwas weggeschrubbt. Gurgeln mit Mundwasser oder Wasser mit etwas Japanischem Heilöl (zum Beispiel Pfefferminze – drei Tropfen auf ein Glas Wasser) macht den Atem frisch. Die Mundtrockenheit erinnert immer wieder an das Trinken. Keinen Kaugummi kauen, denn das fördert den Speichelfluß, und dadurch kann Hunger auftreten. Wenn Sie an Ihrem Arbeitsplatz viel reden müssen, können Sie ab und zu zuckerfreie Salbeibonbons lutschen oder Salbeitee trinken. Die Ausscheidung der Schlackenstoffe geht über Darm, Niere-Blase, Lunge, Haut und Scheide. Der Urin kann dunkler sein, was allerdings ein Zeichen dafür ist, daß zuwenig getrunken wurde. Über die Scheide kann sich Schleim oder auch mal Blut absondern.

Sie werden das Bedürfnis haben, sich öfter als sonst zu duschen oder ein Vollbad zu nehmen. Die Haut kann etwas trockener sein und muß daher eingeölt werden. Benutzen Sie gute pflanzliche Öle (zum Beispiel von der Fa. Wala). Make-up, Cremes und Puder verstopfen die Haut und behindern damit die Ausscheidung. Spaziergänge an der frischen Luft und das Bürsten der Haut verhelfen zu einem frischen Aussehen.

Gehen Sie während des Fastens etwas früher zu Bett (vor 22.00 Uhr), der Schlaf vor Mitternacht wirkt sehr regenerierend. Sie werden feststellen, daß Sie jetzt auch viel leichter aufstehen können und daß Sie mit weniger Schlaf auskommen.

Teemeditation

Bereiten Sie eine Kanne Tee zu. Es sollte ein Tee sein, der Ihnen gut schmeckt. Versuchen Sie, Ihre ganze Aufmerksamkeit auf die Zubereitung des Tees zu richten. Wenn Ihre Gedanken abschweifen, konzentrieren Sie sich wieder auf das, was Sie gerade tun. Alle Bewegungen und alle Handlungen, die Sie dabei verrichten, führen Sie mit einer besonderen Andacht aus. Lassen Sie jede Ihrer Bewegungen zu einer feierliche Handlung werden, so als ob der Tee etwas ganz Kostbares oder ganz Auserlesenes wäre. Bereits während der Teezubereitung legen Sie sich eine schöne entspannende Musik auf, decken den Tisch, zünden eine Kerze oder Duftlampe an und holen sich Ihren Lieblingsgedichtband oder ähnliches aus dem Regal. Wenn Sie mögen, können Sie es sich aber auch auf Ihrem Lieblingsplatz bequem machen. Wichtig ist, daß Sie Ihren Teeplatz schön dekorieren, ja fast wie einen kleinen Altar für Ihre Teezeremonie herrichten.

Stellen Sie die Teetasse vor sich hin, und gießen Sie mit dieser Andacht langsam den Tee in die Tasse oder Teeschale. Riechen Sie den Duft des Getränks, und nehmen Sie wieder, wie bei einer Zeremonie, den Tee und trinken ihn langsam Schluck für Schluck. Spüren Sie seinen Geschmack im Mund, und genießen Sie ihn. Erleben Sie den Schluckreflex, und verfolgen Sie, wie der Tee die Speiseröhre wärmt und der Magen den Tee aufnimmt. Trinken Sie so Schluck für Schluck Ihren Tee, und versenken Sie sich hinein in dieses Geschehen. Freuen Sie sich an der Ruhe oder vielleicht der schönen Stimmung des Augenblicks, des Lichtes der Kerze oder Ihrer schönen Umgebung. Lassen Sie sich viel Zeit, bevor Sie sich entweder Ihrem Lieblingsgedicht widmen oder über die nachfolgenden Worte eines unbekannten Verfassers meditieren wollen.

Gewünschtes

»Gehe gelassen inmitten von Lärm und Hast und denke daran, welcher Friede in der Stille sein mag. Soweit wie möglich versuche mit allen Menschen auszukommen, ohne dich zu unterwerfen.
Sprich deine Wahrheit ruhig und klar und höre anderen zu, auch den Dummen und Unwissenden, auch sie haben ihre Geschichte.
Vermeide laute und aggressive Menschen, sie sind eine Plage für die Seele.
Wenn du dich mit anderen vergleichst, magst du eitel oder bitter werden, denn es gibt immer größere und geringere Menschen als dich.
Freue dich über deine Erfolge und Pläne. Nimm deine Arbeit ernst, aber bleibe bescheiden, es ist ein wirklicher Besitz in den wechselnden Geschicken des Lebens. Sei vorsichtig mit geschäftlichen Dingen, denn die Welt ist voller Listen.
Aber sei du selbst. Besonders heuchle keine Zärtlichkeit. Sei aber auch nicht zynisch im bezug auf die Liebe, denn angesichts aller Trockenheit und Entzauberung ist sie wiederkehrend wie das Gras.
Nimm gütig den Rat der Jahre an und laß mit Anmut die Dinge der Jugend hinter dir. Nähre die Stärke der Seele, um im plötzlichem Unglück nicht schutzlos zu sein. Aber beunruhige dich nicht mit Grübeleien. Abgesehen von einer gesunden Disziplin, sei milde mit dir selbst.

Du bist ein Kind des Universums, nicht weniger als
die Bäume und die Sterne. Du hast ein Recht hier
zu sein. Und, ob es dir klar ist oder nicht, kein
Zweifel, das Universum entfaltet sich wie es soll.
Deshalb sei in Frieden mit Gott, wie immer du Ihn
dir auch vorstellst und was immer deine Ziele und
Mühen sein mögen, in der lärmenden Verwirrtheit
des Lebens, halte Frieden mit deiner Seele.
Mit all ihrem Schein, der Plackerei und den
zerbrochenen Träumen, ist es doch eine schöne
Welt.
Sei achtsam und versuche glücklich zu werden.«
    (Gefunden in der St.-Pauls-Kirche zu Baltimore,
1682)

Sicher werden Sie jetzt den Sinn und die Wichtigkeit der Ruhe und der Besinnung einer solchen Teezeremonie schätzen. Sie fördert Ihre innere Harmonie, und daher wäre es schön, wenn Sie diese Teezeremonie in Ihrer Fastenzeit so oft wie möglich einplanen.

Vierter Fastentag

Tägliches Wiegen macht Spaß, da man zusehen kann, wie sich der Zeiger der Waage nach unten bewegt. Das gibt Mut und Selbstvertrauen und spornt weiter an.

Was tun Sie heute nur für sich? Nehmen Sie sich Zeit. Lesen Sie das Buch, das Sie schon längst lesen wollten. Auch Malen kann Spaß machen oder einfach mal faulenzen.

Wie wäre es mit Schwimmen und Sonnenbaden, oder gönnen Sie sich eine wohltuende Ganzkörpermassage.

Mandala-Mal-Meditation

Eine schöne Übung ist das Mandala-Malen. Es ist eine einfache Meditationsmethode, um im Ausmalen des Mandala-Kreises sich in das Tun zu versenken und sich der eigenen Mitte anzunähern. Mandala ist ein Wort aus dem Sanskrit und bedeutet Kreis. Dieser Kreis ist in verschiedene Unterabschnitte eingeteilt und hat einen Mittelpunkt, auf den sich verschiedene geometrische Formen oder Figuren hinbewegen oder von dort ausstrahlen, je nach Perspektive. Das Mandala ist ein Urmuster, ein Kreisen um die ewige Mitte. Nach C. G. Jung drückt sich im Mandala die Psyche, besonders das »Selbst« aus. So können wir uns ihr auf absichtslose und spielerische Art und Weise nähern.

Sie können Ihr Mandala selbst malen, oder Sie kaufen sich den Mandala-Malblock, noch besser das Mandala-Buch von Rüdiger Dahlke, erschienen im Hugendubel Verlag (als Taschenbuch bei Heyne, Band-Nr. 08/9552). Dann benötigen Sie noch Farb- oder Filzstifte.

Achten Sie darauf, daß Sie nicht gestört werden, legen eine schöne ruhige Musik auf und gestalten Ihren Raum, indem Sie mit Kerzen, Duft- oder Räucherstäbchen eine meditative Atmosphäre schaffen.

Wählen Sie sich ein Mandala und malen Sie es Kreis für Kreis aus. Versuchen Sie auch einmal, das Mandala intuitiv zu gestalten, indem Sie sich für jede Runde jeweils blind einen neuen Farbstift greifen und damit malen. Sie werden überrascht sein, welche Farben Sie intuitiv ausgewählt haben und welches schöne Muster entstanden ist, auch wenn Sie anfangs mit diesen Farben nicht einverstanden sind. Auch so ist es möglich, das »Sich-Einlassen« und damit das Vertrauen zu üben.

Fünfter Fastentag

Da Sie es jetzt so weit geschafft haben, sollten Sie sich weder vom Partner noch von Freunden, Arbeitskollegen usw. zum Essen verführen lassen, denn jetzt sind Sie so mitten drin im Fasten. Das Selbstwertgefühl steigt, denn mittlerweile haben Sie vielen Versuchungen widerstanden. Das gibt Stärke und Vertrauen in die eigene Kraft.

Gehen Sie viel spazieren, und machen Sie das, was Ihnen Spaß bereitet. Manchmal überträgt sich die innere Reinigung und zunehmende Klarheit auch nach außen. So kann es sein, daß Sie dem Impuls nach Ordnung nachkommen und das jetzt anpacken wollen, was Sie immer schon erledigen wollten, vielleicht die Fotografien ins Album einkleben oder den Schrank oder die Schubladen neu einräumen.

Lichtmeditation

Diese Meditation verstehe ich ebenfalls als Reinigungsmeditation. Sie zielt aber insbesondere auf die Reinigung unserer unsichtbarer Energien und unserer Ausstrahlung (Aura) ab.

Beginnen Sie diese Meditation mit der Entspannungseinleitung wie am ersten Fastentag:

1. Phase: Augen schließen und in sich hineinspüren, ruhig werden
2. Phase: Musik hören und erleben oder Ruhe spüren
3. Phase: Ihren Atem beobachten
4. Phase: Ihre einzelnen Körpereile wahrnehmen und entspannen
5. Phase: Visualisieren Sie helles Licht

Lesen Sie diesen Text nun sooft durch, bis Sie ihn vom Sinn her behalten können. Damit Sie sich den Inhalt leichter merken können, sind die Stichpunkte kursiv hervorgehoben:

Nachdem nun der Körper so angenehm entspannt ist, richten Sie Ihre *Aufmerksamkeit auf Ihren Bauch*, etwa eine Handbreit oberhalb des Nabels, auf das Sonnengeflecht. Dieses Chakra ist eines Ihrer Energiezentren und schwingt in einer gelben Farbe. Sie nehmen nun diesen Bereich ganz wahr. *Diese Aufmerksamkeit bewirkt ein sanftes Kreisen*. Und Sie lassen dieses Kreisen einfach geschehen und fühlen es immer mehr. Stellen Sie sich dabei vor, daß wie aus einem Trichter *aus Ihre Mitte heraus ein helles Licht strömt*. Und Sie lassen dieses Licht, das sich *spiralförmig ergießt*, immer mehr und mehr ausbreiten. Dieses *Licht breitet sich nun nach oben aus* zum Brust- und Halsbereich und über den *Kopf hinaus* und umfließt Ihren ganzen Körper. Ihr ganzer Körper taucht ein in dieses helle Licht. Wie in einer Hülle aus *Licht erleben Sie nun Geborgenheit und Wärme*. In diesem *Licht schwingt Liebe*, die Sie bis in jede einzelne Zelle hinein durchdringt. So bleiben Sie jetzt in dieser Liebe, die Sie mehr und mehr ganz in sich aufnehmen und immer mehr spüren können. So kann dieses *Gefühl der Liebe* jetzt all das Bedrückende, alle Sorgen und Enttäuschungen heilen. So öffnen Sie sich immer mehr dem Strom der Liebe aus Ihrem Innern und lassen ihn wie eine unversiegbare Quelle mehr und mehr fließen.

Sechster bis zehnter Fastentag

Komisch, es macht Ihnen gar nichts aus, andere beim Essen zu sehen. Ein neues Gefühl, ein Freiheitsgefühl?

Ich wage, der Mensch zu sein, der ich bin

> Ich wage, der Mensch zu sein,
> der ich bin:
> unfertig, aber doch glücklich,
> unsicher im Neuen und doch wißbegierig,
> manchmal ängstlich in Entscheidungen,
> verwirrt im Überangebot der Ideen,
> doch auch begeistert von Kleinigkeiten.
>
> Zweifelnd und zögernd,
> dann wieder mutig und ernst,
> verzaubert von Worten
> oder schweigsam zurückgezogen.
> Manchmal zerrissen und voller Widersprüche,
> aber auch einseitig und naiv.
> Und noch vieles mehr bin ich,
> oft nicht genau zu beschreiben.
>
> Ich wage es, mich selbst so anzusehen,
> so zu lieben, wie ich bin
> und mich auch so zu zeigen,
> ob ich nun dafür geliebt werde
> oder nicht.
>
> Ulrich Schaffer

Wenn Sie sich wohl fühlen, können Sie auch noch einige Fastentage dranhängen. Am Wochenende sollten Sie sportlich aktiv sein, vielleicht einen Ausflug mit dem Fahrrad in die Natur unternehmen. Teetrinken am Waldrand, den Vögeln und den Geräuschen im Wald lauschen. Ein Konzertbesuch würde das Wochenende abrunden.

Während Ihrer weiteren Fastentage können Sie die Entspannungsmeditation oder Reinigungmeditationen abwechselnd durchführen.

Meditation

Am letzten Fastentag empfiehlt sich eine Meditation, in der Sie Ihre Fastenzeit Revue passieren lassen. Diese Meditation kann ohne weiteres im Sitzen durchgeführt werden. Wieder gehen Sie in die Entspannung, und zwar reichen diesmal die ersten drei Schritte aus. Dieses Buch behalten Sie aufgeschlagen auf Ihrem Schoß, damit Sie sich die Fragen nicht zu merken brauchen

Sie nehmen wahr, wie Sie sich jetzt im Augenblick fühlen, wie Ihre Stimmung ist.

Als nächstes lassen Sie Ihre Fastentage wie einen Film zurücklaufen.

Schauen sich Ihr Fasten nochmals an.

Machen Sie sich nun bewußt:

- Was war meine angenehmste oder schönste Erfahrung während des Fastens?
- Was war meine unangenehmste Erfahrung?
- Welche wichtigen Erkenntnisse haben sich eingestellt?
- Welchen Versuchungen habe ich widerstanden?
- Wie wirkte sich der freiwillige Verzicht auf Nahrung auf mein sonstiges Leben aus?
- Welche Erkenntnisse habe ich gewonnen?
- Welche Beschwerden haben sich verbessert?
- Was bedeutet für mich die Gewichtsabnahme?
- Welchen Vorsatz möchte ich nun fassen?
- Wie will ich in Zukunft mit mir umgehen?
- Was will ich in Zukunft an meiner Gesundheit verbessern?
- Wie will ich in Zukunft mit dem Essen umgehen?

■ Wie sieht jetzt – nach der Fastenzeit – mein Selbstwertgefühl aus?

Diese Fragen und Erkenntnisse können Sie nun wiederum Ihrem Tagebuch anvertrauen.

Die Aufbautage

Nach dem Fasten ist es besonders wichtig, richtig aufzubauen, damit keine Verdauungsstörungen auftreten und der Erfolg des Fastens stabilisiert und weiter verbessert wird.

Als Faustregel gilt: Die Aufbauzeit sollte die Hälfte der Anzahl der Fastentage betragen, also bei zehn Fastentagen sollten fünf Aufbautage eingehalten werden.

Wenn Sie nun nicht wieder zunehmen wollen, ist es – gerade für Menschen mit Gewichtsproblemen – wichtig, wirklich nur wenig zu essen, da sich der Körper an die geringe Kalorienzufuhr während des Fastens gewöhnt hat und deswegen oft zwei bis drei Wochen benötigt, bis er wieder eine energiereichere Mahlzeit ohne Gewichtszunahme tolerieren wird. Machen Sie es sich daher zur Übung herauszufinden: Mit wie wenig Essen komme ich aus.

Während der Aufbautage sollten Sie besonderen Wert auf Ihr Eßverhalten legen. Jetzt ist eine gute Gelegenheit, neue Verhaltensweisen einzuüben. Nach meiner Erfahrung wird viel zuviel Wert darauf gelegt, das »Richtige« zu essen, anstatt darauf zu achten, wie gegessen wird. Gerade das Essen bietet eine gute Gelegenheit, »Bewußtheit« einzuüben. Andacht, Aufmerksamkeit und Sich-in-das-Tun-Versenken sind, wie bereits gesagt wurde, wesentlicher Sinn und Zweck von

Meditationen. So bieten sich die täglichen Mahlzeiten an, um die Meditation in den Alltag zu integrieren. Eine gute Meditationsübung wäre daher, den Geruch der Speisen wahrzunehmen, sich an den Farben, dem appetitlichen Aussehen zu erfreuen, das Essen besonders gut zu kauen, den Geschmack auf der Zunge bewußt zu erleben, kurz alle Sinne am Genuß zu beteiligen. Nehmen Sie sich dafür Ruhe, und lassen Sie sich viel Zeit beim Essen. Bitten Sie die Familie oder den Partner, mit Ihnen zusammen schweigend und meditativ das Essen zu genießen. Wichtig für eine gesunde Mahlzeit ist, jeden Bissen so lange zu kauen, bis er flüssig ist (mindestens 30 mal). Nach meiner Auffassung ist das »unbewußte« Essen das Hauptübel für Gewichtsprobleme, und daher müßte dieses Eßverhalten geändert werden.

Essen ist ein Stück Lebensgenuß. Sie vergeuden ihn, wenn Sie das Essen hinunterschlingen. Durch hastiges Essen können auch Blähungen oder Völlegefühle entstehen. Die Verdauungssäfte, die sich im Fasten reduziert haben, werden nämlich durch gründliches Kauen angeregt. Auch Rohkost wird sofort gut vertragen, wenn jeder Bissen 30- bis 35mal gekaut wird. Zudem tritt das Sättigungsgefühl schneller ein. Denken Sie also beim Essen an die alte Weisheit: Gut gekaut ist halb verdaut!

Verzichten Sie beim Aufbau auf alle Fälle auf Fleisch und Wurstwaren. Es wäre schade, den Körper damit wieder zu belasten. Zudem ist Fleisch schwer verdaulich und liegengebliebene Eiweißreste belasten den Körper. Zucker, Weißmehlprodukte, Kuchen etc. sollten Sie ebenfalls meiden, dafür mehr Frischkost und Sauermilchprodukte essen. Die Regeneration der Darmflora kann so durch den Gehalt an rechtsdrehender Milchsäure (Schreibweise: L +) und den wertvollen Acidophilus- und Bifiduskulturen in Bioghurt, Schwedenmilch, Buttermilch, Kefir unterstützt werden.

Verzichten sollten Sie während Ihrer Aufbauzeit weitgehend auch auf Salz. Sie werden sowieso weniger Salz mögen.

Das normal gewürzte Essen schmeckt Ihnen nach einer Fastenkur bestimmt viel zu salzig.

Falls Sie zukünftig weniger essen wollen als vor dem Fasten, brauchen Sie weiterhin Vitamine und Mineralstoffe, also nehmen Sie Ihre Multivitamin- und Mineralstoffpräparate weiter ein.

Mit Beginn der Aufbauzeit sollte wieder eine tägliche Stuhlentleerung stattfinden. Manchmal dauert es eine gewisse Zeit, bis der Darm wieder kräftiger arbeitet. Dies hängt auch wesentlich von einer ballaststoffreichen Kost (Rohkost, Vollkornprodukte) ab. Erfolgt am zweiten Aufbautag keine Stuhlentleerung, sollte weiter der Einlauf gemacht werden. Mit Pflaumensaft oder eingeweichten Backpflaumen bzw. getrockneten Feigen kann die Ausscheidung unterstützt werden. Auch Chufas-Nüßli (Apotheke) oder täglich einem Eßlöffel Leinsamen (wichtig: dazu viel trinken!) sorgen für eine gute Verdauung.

Mit Beginn des Essens können Sie wieder etwas müder werden, da für die Verdauungsarbeit wieder mehr Energie benötigt wird. Führen Sie den Aufbau allerdings nur mit Rohkost durch, werden Sie sich in der Regel weiterhin sehr aktiv fühlen.

Bitte trinken Sie auch in den Aufbautagen noch keinen Alkohol. Sie sind noch sehr sensibel, und außerdem ist der Alkohol kalorienreich.

Ein häufiger Fehler, den viele beim Aufbau machen, ist, daß sie zuwenig trinken. Damit besteht die Gefahr, daß sie doch wieder mehr essen, als sie brauchen. Ein weiteres Problem stellt sich oft nach dem ersten Fasten ein. Die Freude, wieder essen zu dürfen, und das Erlebnis, daß das Essen jetzt besonders gut schmeckt, nachdem die Geschmacksnerven sensibler geworden sind, verleiten dazu, mehr zu essen, als nötig wäre. Achten Sie also genau darauf, wann Sie satt sind, und lassen Sie die Reste stehen.

Mit dem Essen beginnt auch wieder der alte Schlendrian. Behalten Sie deswegen die neuen Lebensgewohnheiten, die Sie im Fasten schon etwas praktiziert haben, soweit wie möglich bei. Machen Sie auch weiterhin Ihre Morgengymnastik. Vielleicht haben die täglichen Meditationsübungen Sie inspiriert, so daß Sie mehr über Meditationen und innere Bilder erfahren möchten. Sie können sich Kassetten/CDs mit geführten Phantasiereisen kaufen, die Sie in Kontakt mit Ihrem Unbewußten bringen, oder einen Kurs bei einer Erwachsenenbildungseinrichtung oder einer privaten Institution besuchen. Es gibt vieles in Ihnen zu entdecken, um Ihre Persönlichkeit und Ihr Bewußtsein weiter zu entfalten.

So halten Sie Ihr Gewicht

- Täglich wiegen! Nur wenn Sie sich täglich wiegen, können Sie Ihr Gewicht auch kontrollieren und sofort etwas tun, wenn Sie zunehmen.
- Fastentag einplanen! Damit Sie Ihr Gewicht halten können, empfiehlt es sich, einen Fastentag pro Woche einzuplanen. Setzen Sie einen Tag fest, an dem Sie fasten. Zum Beispiel den Montag. Damit können Sie sofort das über das Wochenende zuviel Gegessene ausgleichen. Aus meinen Kursen kann ich bestätigen, wer diesen Fastentag regelmäßig durchführt, hält auch das Gewicht. Sie brauchen dazu nicht abführen. Die Darmentleerung ist nur bei längerem Fasten notwendig. Ihr Körper ist nun an das Umschalten auf innere Ernährung gewöhnt. Sie können aber auch einen Obsttag einlegen oder die Abendmahlzeit und das Frühstück ausfallen lassen, dann haben Sie auch ein kurzes Fasten durchgeführt. Der Erfolg zeigt sich auf der Waage.
- Trinken Sie, wenn Sie Hunger haben. Wenn Sie mit einem Heißhunger nach Hause kommen, dann trinken Sie erst,

denn Sie haben nun erfahren, daß Trinken den Hunger besänftigt. Erst dann essen. Essen Sie nicht, wenn Sie Durst haben.

■ Üben Sie sich im bewußten Essen. Gewöhnen Sie sich an, niemals in Hektik und unter Zeitdruck zu essen. Trinken Sie dann nur etwas und essen Sie später in aller Ruhe. Denken Sie daran, daß die Geschmacksnerven auf der Zunge sind und nicht im Magen, kauen Sie also gründlich und schmecken Sie. Nehmen Sie genau wahr, wann Sie satt sind, und lassen Sie das restliche Essen lieber stehen. Führen Sie ein Tagesprotokoll über Ihr Essen. Schreiben Sie wirklich jeden Bissen auf. Das hilft Ihnen, nicht unbewußt etwas in den Mund zu stecken.

■ Reduzieren Sie den Genuß von Fett, Fleisch, Zucker und Süßigkeiten, Weißmehlprodukten, Salz und Alkohol.

■ Essen Sie dafür mehr Obst und Gemüse und Vollkornprodukte.

■ Kaufen Sie keine Süßigkeiten auf Vorrat ein. Wenn Sie Süßigkeiten, Eis, Chips oder ähnliches im Haus haben, ist die Versuchung groß, das auch zu essen. Gehen Sie dem aus dem Weg. Wenn Sie Lust auf Süßes haben, essen Sie getrocknete Früchte. Verspüren Sie ein Verlangen nach Schokolade oder ähnlichem, geben Sie diesem Gefühl nach und genießen die Süßigkeit ganz bewußt. Sie brauchen dann nur wenig davon zu essen. Wenn Sie am Nachmittag Kuchen essen, gleichen Sie die erhöhte Energiezufuhr aus, indem Sie das Abendessen weglassen.

■ Kochen Sie nur so viel, wie auch gegessen wird.

■ Fasten Sie bei Gewichtsproblemen ein- bis zweimal im Jahr. Fasten gibt Ihnen die Sicherheit, daß Sie abnehmen können.

■ Erforschen Sie mögliche seelische Ursachen. Es lohnt sich, sich mit den seelischen Hintergründen Ihres Gewichtsproblems auseinanderzusetzen.

■ Lernen Sie, sich selbst zu akzeptieren.

Das Fastenbrechen

Mit dem Essen eines Apfels beginnt der Aufbau. Sicher werden Sie jetzt mit einem ganz neuen Gefühl diese erste Mahlzeit erleben. Vielleicht verspüren Sie so etwas wie Dankbarkeit oder Achtung vor der Natur und ihren Gaben, oder Sie
wollen über die Symbolik oder den Mythos des Apfels meditieren. Wie war das doch mit der Geschichte der Verführung
zum Essen des Apfels vom Baum der Erkenntnis? Was können Sie nun während der Aufbauzeit über Ihr Eßverhalten
und damit über Ihr Leben erkennen? Bei welchen Speisen
werden Sie schwach, und was kann Sie verführen? Erlauben
Sie sich, auch mal zu »sündigen«, oder müssen Sie dann ständig Ihr schlechtes Gewissen unterdrücken und fühlen sich
schlecht, was dann wieder in den Kreislauf des Frustessens
führt. Dann vielleicht doch lieber manchmal in Liebe und Bewußtheit »sündigen«.

Wenn Sie den Apfel gründlich kauen, muß er nicht ge-
dünstet werden. Meistens reicht auch ein halber Apfel aus,
und Sie spüren schon ein angenehmes Sättigungsgefühl. Oft
kommt da auch der Gedanke, eigentlich hätte ich jetzt noch
weiterfasten können. Genießen Sie dann aber trotzdem den
Aufbau, und nehmen Sie sich dafür gezielt vor, weniger zu
essen.

Nachfolgend finden Sie zwei Möglichkeiten, wie Sie gesund
aufbauen können.

Weiter abnehmen mit Rohkost

Der Aufbau mit Rohkost ist ein guter Weg, um den Körper
weiterhin zu entschlacken, zu entgiften und um weiter ab-

zunehmen. Meistens wird durch die Rohkosternährung pro Woche ein weiteres Kilo abgenommen. Wer im Gegensatz dazu mit einer reduzierten Vollwertkost aufbaut, wird in der Regel ein bis zwei Pfund zunehmen, da keine Entschlackung mehr stattfindet und die zugeführte Flüssigkeit im Blutkreislauf und Gewebe sich wieder speichert. Wer mit Rohkost aufbaut, hat auch sofort wieder Stuhlgang. Außerdem ist Rohkost lebendige Nahrung. Weder Vitamine, Mineralstoffe, Enzyme noch Aromen werden durch einen Koch- oder Verarbeitungsprozeß zerstört. Mit der Rohkosternährung nehmen wir zudem Lichtenergie, zum Beispiel durch Chlorophyll (grüner Pflanzenfarbstoff), auf. Deshalb wird Rohkost auch als »Sonnenkost« bezeichnet.

Sie finden an dieser Stelle nun keine Rezepte und Mengenangaben, denn bei der Rohkost dürfen Sie essen, bis Sie satt sind, und zwar Obst und Gemüse in roher Form. All das, was auch roh schmeckt und verzehrt werden kann (zum Beispiel schmecken keine rohen Kartoffeln, und rohe Bohnen sind auch nicht zu empfehlen). Lauch (also Gemüse, das wegen der Schärfe schlecht vertragen wird) oder Kohlsorten sollten Sie erst nach etwa ein bis zwei Wochen Aufbauzeit zu sich nehmen. Rohmilch, Milchprodukte und Brot dürfen nicht verzehrt werden.

Essen Sie vorwiegend Obst und Gemüse aus heimischem Anbau. Südfrüchte sind nur aus Gründen der Geschmacksvielfalt wichtig. Bananen sollten nicht in allzu großer Menge verzehrt werden. Der Salat darf nicht mit einem Dressing angemacht, sondern höchstens etwas Zitronensaft über den grünen Salat geträufelt werden.

Die Rohkosternährung können Sie, wenn Sie sich wohl fühlen, über einen Zeitraum von einem halben Jahr oder auch etwas länger durchführen. Falls Sie mehr über die positiven Wirkungen der Rohkost wissen möchten, können Sie sich im Buchhandel Literatur darüber besorgen.

Die teilweise dogmatischen Ansichten der Rohkostbefür-
worter kann ich allerdings nicht teilen. Auch halte ich durch
meine Beobachtung und Arbeit in der Ernährungsausbil-
dung von Personen, die sich jahrelang mit Rohkost ernährt
haben, diese Ernährungsform auf Dauer für einen Großteil
der Menschen als ungeeignet. Natürlich gibt es einige Aske-
ten, die sich auch bei strenger Rohkost jahrelang gut fühlen.
  Nach der Rohkosternährung sollten Sie in eine Vollwerternährung übergehen.

Aufbauen mit Vollwertkost

Die Vollwerternährung ist eine Ernährungsform, die ein Leben lang durchgeführt werden kann. Diese ganzheitliche
Ernährungslehre   wurde   von   dem   Mediziner   und
Ernährungsforscher Werner Kollath mit dem Satz begründet: »Das Ganze ist mehr als die Summe seiner Teile«, und
seine Forderung war: »Laßt die Nahrung so natürlich wie
möglich.« Er erkannte, daß nur auf diese Art und Weise der
Körper mit allen lebensnotwendigen Stoffen, wie Vitaminen, Mineralien, Ballaststoffen und den anderen zahlreichen
Nahrungsbegleitstoffen, versorgt werden kann. Kritik übte
Kollath damals an der naturwissenschaftlichen Ernährungslehre, die nur die Nahrungsbestandteile betrachtete und deren Wirkungen auf den Körper untersuchte. Heute gestehen
immer mehr Wissenschaftler ein, daß zum Beispiel die dem
Körper zugeführten isolierten Vitamine nicht die gleiche
Wirkung im Stoffwechsel entfalten wie die Vitamine, die sich
im Verbund der Nahrung befinden.
  Aktuelle Forschungen und Untersuchungen beschäftigen
sich jetzt mit den Nahrungsbegleitstoffen, den sogenannten
sekundären Pflanzenstoffen, und deren Einfluß auf den Körper. So wissen wir heute, daß Carotinoide, Phenolsäuren,

Phytosterine, Saponine, Sulfide und Flavonoide (das sind einige der zahlreichen chemisch sehr unterschiedlichen Verbindungen, die nur in geringen Mengen und nur in bestimmten Pflanzen vorkommen) in unserem Körper antimikrobielle, cholesterinsenkende, antioxidative, blutgerinnungshemmende, antikarzerogene (= krebshemmende) oder immunsteigernde Wirkungen entfalten.

Wesentlich geprägt wurde das Konzept der Vollwerternährung von dem Schweizer Dr. Bircher-Benner, der eine Abkehr von der totgekochten Kost und Hinwendung zu mehr Frischkost forderte, auch Are Waerland, Dr. Anemüller sowie Dr. Bruker, Dr. Schnitzer und Prof. Leitzmann haben sich um die Verbreitung dieser gesunden Ernährungsweise verdient gemacht. Die wissenschaftliche Formulierung und die allgemein gültigen Regeln der Vollwerternährung finden sich in dem Buch »Vollwert-Ernährung« von Koerber, Männle und Leitzmann, Ernährungswissenschaftlern der Universität Gießen.

Diese Grundsätze sind:

- Bevorzugung pflanzlicher Lebensmittel (überwiegend lakto-vegetabile Ernährungsweise)
- Bevorzugung gering verarbeiteter Lebensmittel (Lebensmittel so natürlich wie möglich)
- Reichlicher Verzehr unerhitzter Frischkost (etwa die Hälfte der Nahrungsmenge)
- Zubereitung genußvoller Speisen aus frischen Lebensmitteln, schonend und mit wenig Fett
- Vermeidung von Nahrungsmitteln mit Zusatzstoffen
- Vermeidung von Nahrungsmitteln aus bestimmten Technologien (wie Gentechnik, Food Design, Lebensmittelbestrahlung)
- Möglichst ausschließliche Verwendung von Erzeugnissen aus anerkannt ökologischer Landwirtschaft (nach den Rahmenrichtlinien der AGÖL bzw. IFOAM)

- Bevorzugung von Erzeugnissen aus regionaler Herkunft und entsprechend der Jahreszeit
- Bevorzugung unverpackter oder umweltschonend verpackter Lebensmittel
- Vermeidung bzw. Verminderung der allgemeinen Schadstoffemission und dadurch der Schadstoffaufnahme durch Verwendung umweltverträglicher Produkte und Technologien
- Verminderung von Veredelungsverlusten durch geringeren Verzehr tierischer Lebensmittel
- Bevorzugung landwirtschaftlicher Erzeugnisse, die unter sozialverträglichen Bedingungen erzeugt, verarbeitet und vermarktet werden (u. a. Fairer Handel mit Entwicklungsländern)

(Quelle: von Koerber, Männle, Leitzmann 1993)

Die Vollwerternährung erfüllt nicht nur die wissenschaftlichen Aspekte einer gesunden Ernährung, sondern sie berücksichtigt vor allen Dingen auch die ökologischen Zusammenhänge und die Umwelt- und Ernährungssituation der ganzen Welt.

Das Fasten sollte ein Einstieg in eine gesunde und bewußtere Ernährungsweise sein, weshalb sich jetzt der Besuch eines Vollwertkochkurses oder der Kauf eines Vollwertkochbuches lohnen würde. Bei den Rezepten zur Vollwertküche empfehle ich Ihnen, statt der angegebenen Sahne Joghurt zu verwenden.

Die meisten Kochbücher enthalten sehr viele Rezepte mit Getreide. Da eine gute Gesundheit eine basenreiche Ernährung erfordert, sollten aber weniger Getreidespeisen (säurebildend) und dafür mehr Kartoffeln und Gemüse (basenbildend) werden verzehrt. Der Anteil an basenbildender Kost sollte ca. 80% und der an säurebildender Nahrung 20% betragen. Das kann nur durch die Aufnahme erheblicher

Mengen Rohkost erreicht werden. So sollte der Rohkostanteil mindestens die Hälfte der aufgenommenen Nahrung betragen, besser wären zwei Drittel, und Getreideprodukte sollten nicht mit Zucker, Obst und Milch vermischt gegessen werden, da diese Kombination säurebildend ist. Das typische Fertigmüsli (mit Getreide, Obst, Zucker und Milch) sollte nicht täglich gegessen werden.

Ein gesundes Frühstück ist ein Obstfrühstück. Dazu kann Früchte- oder Kräutertee getrunken werden. Der Vorteil des Obstfrühstücks liegt darin, daß das Sättigungsgefühl sehr lange anhält und bereits am Morgen Vitamine und Mineralstoffe aufgenommen werden. Da wir in der Nacht fasten und gewöhnlich nicht essen, wird durch ein Frühstück mit Obst entschlackt.

Viele Menschen vertragen die Vollwerternährung auch deswegen nicht, weil oft Rohkost mit gekochter Nahrung vermischt gegessen wird, was zu Blähungen und Verdauungsstörungen führt. Wenn diese einfachen Regeln beachtet werden, ist eine Vollwerternährung mit einem hohen Anteil an frischen Lebensmitteln (mindestens 50% Rohkost) sehr zu empfehlen.

Mit einer Vollwerternährung unter den Gesichtspunkten der Hay´schen Trennkost habe ich bei mir und meinen Patienten gute Erfahrungen gemacht. Bei der Hay´schen Trennkost wird darauf geachtet, daß überwiegend eiweißhaltige Lebensmittel nicht mit kohlenhydratreicher Nahrung zusammen gegessen werden. Diese Trennung bewirkt eine gute Verdauung, das Gewicht kann viel leichter gehalten werden, und bei konsequenter Durchführung wird sogar abgenommen.

Beispiele für Aufbautage mit Vollwertkost

In den nachfolgenden Rezeptvorschlägen finden Sie häufig keine Mengenangabe bezüglich dessen, wieviel Sie essen dürfen. Denn diese Angaben verleiten oft dazu, mehr zu essen als nötig, da man es ja darf. Im übrigen haben Sie an den Aufbautagen keinen Hunger, denn der Körper war auf Fasten eingestellt. Es ist deswegen wichtig, so wenig wie nur irgendwie möglich zu essen.

Erster Aufbautag

     Weiter viel trinken!

Vormittags: 1 Apfel (Zeit lassen, den Apfel genießen und gründlich kauen)

zwischendurch Kräutertee

Mittags: Kartoffelsuppe (jetzt wieder mit festen Bestandteilen)

zwischendurch verdünnten Obstsaft oder Tee trinken

Abends: 2–3 Scheiben Knäckebrot dünn bestrichen mit Butter oder pflanzlichem Brotaufstrich (Reformhaus) 1–2 Tomaten

Das Essen zur Meditation machen

Gestalten Sie eine Mahlzeit des Tages meditativ, mit brennender Kerze, schöner entspannender Musik, ähnlich wie Sie es bei der Teezeremonie getan haben. Essen Sie dabei ganz bewußt, mit allen Sinnen. Die Familie wird sicher gerne mitmachen, wenn Sie ihr erklären, warum das jetzt für Sie wichtig ist und was Sie damit erreichen möchten (Änderung des Eßverhaltens, bewußtes Essen und den Sinn von Meditationen). Sollten Sie auf Unverständnis stoßen, versuchen Sie, die Zeiten, in denen Sie sowieso alleine essen, entsprechend zu gestalten.

    Auch wenn die Familie Ihre Ernährungsumstellung auf Vollwert oder Rohkost nicht toleriert, sollten Sie sich davon nicht gleich abbringen lassen, andererseits aber auch das Verhalten der Familie respektieren.

Zweiter Aufbautag

Morgens: Obstsalat ($\frac{1}{2}$ Banane, $\frac{1}{2}$ Apfel, Kiwi oder Obst je nach Saison, kleinschneiden und eine kleine Dessertschüssel davon essen. Es ist nicht nötig, das Obst zu süßen)
Obst macht wunderbar statt. Sie brauchen bis Mittag nichts mehr zum Essen.
Dazu Tee trinken

Mittags: Salatplatte (Salate der Saison)

Abends: gedünstetes Gemüse (zum Beispiel Karotten, Erbsen, Mais) und Vollkornreis

Dritter Aufbautag

Morgens: Obst, Tee

Mittags: Pellkartoffel mit Frühlingsquark

Abends: Vollkornbrot ,1 Tomate, etwas Käse

Vierter Aufbautag

Morgens: Obst und Tee

Mittags: Vollkornspaghetti mit Brokkoli, Ruccola-Salat oder Feldsalat

Abends: 1 Scheibe Vollkornbrot, leicht gebuttert Tomaten, rote Paprikaschote, Radieschen

Fünfter Aufbautag

Morgens: Obst und Tee

Mittags: Kartoffelauflauf, gemischter Salat

Abends: Tomatensuppe, 1 Vollkornbrot

Rezepte

Meßeinheiten: Eßlöffel = EL
          Teelöffel = TL

Kartoffelsuppe
(für 1 Person)
1 mittelgroße Kartoffel, 1 Karotte, 1 kleines Stück (ca. 5 cm lang) Lauch, 1 kleiner Bund frische Petersilie, Vitam R-Hefepaste oder 1 TL gekörnte Gemüsebrühe (möglichst ohne Salz), etwa 250 ml Wasser.

Kartoffel schälen oder gründlich reinigen (aus biologischen Anbau muß die Kartoffel nicht geschält werden) und Gemüse putzen, möglichst kleinschneiden und in das kochende Wasser geben. Ca. zehn Minuten kochen, danach mit der gekörnten Gemüsebrühe würzen und evtl. pürieren.

Am Schluß die kleingehackte Petersilie zugeben.

Tomatensuppe
(für 2 Personen)
500 g vollreife Tomaten, 150 ml Wasser, 100 ml Tomatensaft (oder evtl. Reste vom übrig gebliebenen Gemüsesaft verbrauchen), 50 ml Vollmilch, etwas gekörnte Gemüsebrühe, 1 EL Butter oder Olivenöl, 1 kleine Zwiebel, $\frac{1}{2}$ Knoblauchzehe, 1 Bund Petersilie.

Tomaten waschen, das Grüne entfernen und mit der Schale fein mixen. In einem Topf Butter oder das Olivenöl erhitzen, die klein gehackte Zwiebel anbräunen und danach mit Wasser und Tomatensaft ablöschen, die gemixten Tomaten dazugeben und zum Kochen bringen. Unter gelegentlichem Umrühren auf schwacher Hitze knapp zehn Minuten kochen lassen. Zum Schluß die Milch (nach den Aufbautagen oder für Gäste etwas geschlagene Sahne dazugeben).

Rohkostplatte
(für 2 Personen)
2 mittelgroße Karotten, 1 kleiner Apfel, 1 kleines Stück Sellerieknolle, 1 rote Paprikaschote, 2 Tomaten, 1 Stück Gurke (ca. 8–10 cm = etwa Fingerlänge).

Karotten und Apfel zusammen fein raspeln, auf einem großen Teller anrichten, Sellerie raspeln und daneben legen, Paprikaschote, Tomaten und Gurken in feine Streifen schneiden und ebenfalls auf dem Teller anrichten.

Reichen Sie die Salatsoße extra. Das hat den Vorteil, daß die übriggebliebene Rohkost im Kühlschrank mindestens einen halben Tag aufgehoben werden kann.

Dazu schmeckt eine Joghurtsauce:
5 EL Biojoghurt natur, 1 EL kaltgepreßtes Öl, etwas mittelscharfer Senf, 1 kleine Knoblauchzehe, frische Gartenkräuter (Petersilie, Schnittlauch, Basilikum, etc.). Knoblauchzehe fein hacken, mit etwas Kräutersalz zerdrücken und in den Joghurt rühren, dann Öl, Senf, und Gartenkräuter untermischen. (Nach den Aufbautagen können am Schluß 2 EL geschlagene Sahne untergerührt werden.)

Feldsalat mit Keimlingen
(für 2 Personen)
150 g Feldsalat, 3- 4 EL Keimlinge, 1 Tomate, 1 rote Paprikaschote, ½ kleine Zwiebel, 1 Stückchen Gurke.

Für die Salatsauce:
Zitronensaft von 1 großen Zitrone, 3 EL kaltes Wasser, 1 EL kaltgepreßtes Olivenöl, etwas Senf, kleingehackte Petersilie (nach den Aufbautagen etwas Kräutersalz).

Alles mit dem Schneebesen in der Salatschüssel gut rühren, so daß die Sauce etwas sämig wird. Zwiebel in kleine Würfel schneiden, dazugeben.

Tomate, Paprikaschote, Gurke in Scheiben schneiden und mit den Keimlingen zur Salatsoße geben. Am Schluß den gründlich gewaschenen, etwas trockengeschwenkten Feldsalat dazugeben und kurz durchmischen. Sofort servieren!

Bunter Salat
(für 4 Personen)
1 Kopf Grüner Salat, 1 Glas Mais mit dicken roten Bohnen, 1 rote Paprikaschote (groß würfeln), 3 kleine Tomaten (achteln), ½ Gurke (groß würfeln) 1 Zwiebel (in dünne Ringe schneiden), 1 Packung Brunnenkresse
Für die Salatsoße:
2–3 EL Obstessig, 3 EL kaltes Wasser, 2–3 EL Olivenöl, (nach den Aufbautagen etwas Salz), Pfeffer, Senf, 3 EL Schnittlauchröllchen, mit Schneebesen zu einer sämiger Sauce rühren.

Mais/Bohnen, Paprikaschote, Tomaten, Zwiebelringe, Gurke unter Salatsauce mischen und zum Schluß grünen Salat unterheben. Zum Schluß Brunnenkresse etwas unterheben und darüberstreuen.

Spaghetti mit Brokkoli
(für 3 Personen)
250 g Vollkornspaghetti, 500 g Brokkoli, 100 ml milder Sauerrahm (10% Fett), etwas gekörnte Brühe, etwas Salz, 1 Zehe Knoblauch, 1 EL Mehl, 1 EL Butter.

Spaghetti in reichlich Wasser (1½ l) mit etwas Salz kochen. Brokkoli putzen (auch der Stiel wird verwendet), in grobe Stücke schneiden und in ¼ l Wasser ca. fünf bis acht Minuten kochen (nicht zu weich!). Den Brokkoli herausnehmen und auf einem Teller warm stellen. Die Kochflüssigkeit in eine

Tasse gießen. Im gleichen Topf Butter heiß werden lassen (darf nicht braun werden), mit dem Schneebesen 1 gehäuften EL feines Vollkornmehl unterrühren, ca. eine halbe bis eine Minute rühren, dann unter ständigem Rühren die Kochflüssigkeit zugießen, so daß eine sämige Einbrenne entsteht. Sauerrahm, gekörnte Brühe, fein zerdrückten Knoblauch unterrühren.

Kartoffelauflauf
(für 4 Personen)
500 g gekochte Kartoffeln, 1 rote und 1 grüne Paprikaschote, 4 Tomaten, 1–2 Zwiebel, 1 EL Butter, 1 Knoblauchzehe, 200 g Käse (Gouda oder Emmentaler), 1 Becher milder Sauerrahm (10%), etwas Salz, gekörnte Brühe, Pfeffer.
Die gekochten Pellkartoffeln schälen und in Scheiben schneiden. Zwiebel fein hacken und in der Butter glasig dünsten, gehäutete Tomaten in Stücke schneiden, Paprikaschoten klein würfeln, zu den Zwiebeln geben und ca. fünf Minuten mitdünsten. Evtl. kleine Menge Wasser zugeben. Zwischenzeitlich Knoblauch mit etwas Salz zerdrücken und mit dem Sauerrahm, der gekörnten Brühe und etwas Pfeffer der Tomatenmasse zugeben, kurz wieder heiß werden lassen und dann vom Herd nehmen. Kartoffelscheiben in eine gefettete Auflaufform legen und abwechselnd mit der Tomatenmasse und der Hälfte des geriebenen Käses und den Kartoffelscheiben schichten. Als letztes sollte eine Kartoffelschicht folgen, die mit dem restlichen Käse bestreut wird. Bei 200 Grad C 15–20 Minuten überbacken.

Denken Sie daran, Fasten ist der Einstieg in eine gesündere Ernährungsweise. Das heißt also, reduzieren Sie den Verzehr von

- Fleisch und Wurstwaren,
- Süßigkeiten,

- Weißmehlprodukten,
- Salz,
- Alkohol und Kaffee.
- Essen Sie mehr Obst und Gemüse. Die Hälfte der Nahrung sollte aus Rohkost bestehen.
- Wichtig: Trinken Sie weiter viel. Täglich 1 ½l.

Zusätzliche Maßnahmen, die den Fastenerfolg unterstützen

Das Schiele-Kreislaufgerät

Die Firma Schiele hat die therapeutische Methode des ansteigenden Fußbads von Pfarrer Kneipp weiterentwickelt und kann mit dem Schiele-Kreislaufgerät auf eine jahrzehntelange Erfahrung mit Fuß- und Teilbädern unter Hinzugabe von speziellen Fußbademitteln (zum Beispiel ihrem bewährten »Solectron«, »Frauenbad«, »Placenta« u. a.) zurückblicken. Die therapeutische Wirkung und der Erfolg dieser einfachen Behandlungsweise bei den verschiedensten Krankheitsbildern können durch viele Anwender bestätigt und in der naturheilkundlichen Praxis beobachtet werden und beruhen im wesentlichen auf einer Entgiftung des Organismus durch Kreislaufanregung und die »Dastre-Moratsche Regel«. Weitere Informationen, das Schiele-Kreislaufgerät und die Badezusätze können bei der Fa. Schiele, Arzneibäder-Fabrik GmbH, Postfach 1342, 25462 Rellingen, Tel. 0 41 01/3 42 39 angefordert werden. Gegen eine Gebühr von 2,– DM pro Tag (der halbe Kaufpreis wird als Pfand erhoben, der mit Rückgabe des Geräts wieder erstattet wird) wird das Gerät auch von der Firma verliehen.

Fußreflexzonenmassage

Eine Massagetechnik der Fußsohle, die reflexorisch die inneren Organe stimuliert.

Lymphdrainage

Während des Fastens ist besonders die Lymphdrainage zu empfehlen. Durch eine sanfte Ganzkörper-Streichmassage in Richtung der Lymphbahnen werden Lymphstauungen beseitigt, Schlackenstoffe gelöst und der Lymphabfluß somit gefördert.

Colon-Hydro-Therapie

Die Spülungen des Dickdarms und der therapeutische Nutzen ist bei den verschiedensten Krankheitsbildern, besonders bei Hauterkrankungen, Allergien, Migräne, Obstipation, Verdauungstörungen, Candidapilz-Erkrankungen, häufigen Infektionen, Rheuma und zur Steigerung des Immunsystems angezeigt. Die Wirkungen beruhen im wesentlichen auf den wiederholten Spülungen des Dickdarms, durch die aus den verklebten Schleimhautfalten verhärtete alte Stuhlmassen, Kotsteine und Schleimpartikel entfernt werden. Damit können sich die Darmschleimhaut und die Darmflora regenerieren. Der Patient liegt dabei bequem auf dem Rücken, zuvor wird ihm ein kleines Darmrohr eingeführt, das an ein geschlossenes Wasserzulauf- und -ablaufsystem integriert ist. Medizinischer Sauerstoff kann dabei dem Wasserzulauf beigegeben werden. Das geschlossene System verhindert unangenehme Gerüche, da der ablaufende Stuhl direkt in den Abfluß eingeleitet wird. Durch ein Sichtfenster ist der Ablauf des Stuhles auch für den Patienten zu beobachten, und für den Therapeuten ist die Interpretation des Coloninhaltes möglich.

Gerade das Fasten in Verbindung mit diesen Darmspülungen führt daher zu »sichtbaren Erfolgen« und bleibenden Ergebnissen. Außerdem trägt es viel zur Bewußtwerdung über den Körper und die Ernährungsweise bei.

Entspannungstechniken, Meditationen und spirituelle Methoden zur Selbstfindung

Nachstehende Methoden können selbst angewendet werden, sollten aber zunächst unter Leitung eines Therapeuten (meist in Gruppen) eingeübt werden:

Autogenes Training, Progressive Muskelentspannung nach Jakobson, Tai Chi, Feldenkrais, Tanztherapie, Yoga, geführte Phantasiereisen und imaginative Methoden (zum Beispiel die Vorstellung der inneren Körperreinigung, Licht- und Heilmeditationen), Touch für Health/Kinesiologie, Reiki.

Aromatherapie

Die Aromatherapie ist eine sehr wirkungsvolle Maßnahme zur Unterstützung des Fastens. Reine ätherische Öle wirken über die Atemwege und die Haut von innen und außen reinigend, harmonisierend, anregend oder beruhigend. Sie durchdringen sehr schnell die Hautbarriere und sind in Blut und Lymphbahnen nach kurzer Zeit nachweisbar. Es gibt verschiedene Anwendungsmöglichkeiten, die einzeln genutzt oder auch kombiniert werden können:

- über die Atemluft durch Aromalampen oder Zerstäuber
- über Körperpflegeöle und Cremes, gelöst in naturreinen Trägersubstanzen
- über Bäder, emulgiert in neutralen Badeölen, Honig oder Sahne
- über Aroma-Massagen, gelöst in kaltgepreßten natürlichen Basisölen

Umfangreiche Literatur zu diesem Thema steht mittlerweile zur Verfügung.

Psychotherapien

Um das Bewußtsein zu erweitern, Probleme und prägende Muster aufzudecken und zu erlösen, ist eine Einzeltherapie zu empfehlen. Als sehr effektive Methode der Kurzzeitbehandlung neben den zeitlich oft langwierigen klassischen Psychotherapien, wie Psychoanalyse, Verhaltens- und Gesprächstherapie etc. empfiehlt sich das Katathyme Bilderleben und/oder die Reinkarnationstherapie. In einem kurzen Zeitraum von vier bis sechs Wochen mit mindestens zehn bis in der Regel 20 Sitzungen wird der Klient in Kontakt mit inneren Bildern aus »früheren« Leben gebracht, um sich darin in seinem Wesen und Sosein zu erkennen. Damit werden Lösungen für Konflikte in seinem jetzigen Leben erkannt bzw. zusammen mit dem Therapeuten erarbeitet.

Dabei ist es unerheblich, welche Person oder Persönlichkeit der Klient in einem früheren Leben einmal war. Auch spielt es keine Rolle, ob an die Existenz früheren Lebens geglaubt wird oder nicht, denn es sind immer die eigenen Bilder, Situationen und Phantasien des Klienten, die mit der Thematik übereinstimmen und ihm Aufschluß über sein Wesen geben.

Anhang

Literatur

Quellen

Lothar Burgerstein, Heilwirkung von Nährstoffen, Haug Verlag

Dr. Rüdiger Dahlke, Bewußt Fasten, Urania Verlag

ders., Krankheit als Sprache der Seele, C. Bertelsmann Verlag

ders., Gewichtsprobleme, Knaur Verlag

Thorwald Dethlefsen/Dr. Rüdiger Dahlke, Krankheit als Weg, C. Bertelsmann Verlag

Thorwald Dethlefsen, Schicksal als Chance, C. Bertelsmann Verlag

Christian Echter, Neue Wege zur Gesundheit, Verlag Ganzheitliche Gesundheit

Heinz Fahrner, Fasten als Therapie, Hippokrates Verlag

Nicolaus Klein/Dr. Rüdiger Dahlke, Das Senkrechte Weltbild, Hugendubel Verlag

Dr. med. H. Lützner, Wie neugeboren durch Fasten, Gräfe und Unzer Verlag

Dr. med. H. Lützner/H. Million, Richtig essen nach dem Fasten, Gräfe und Unzer Verlag

Niggemeyer/Lützner, Fasten verändert mein Leben, Gräfe und Unzer Verlag

Friedrich Weinreb, Vom Sinn des Erkrankens, ORIGO Verlag

Earl Mindell, Die Vitamin-Bibel, Heyne Verlag

Dr. Herbert M. Shelton, Fasten kann Ihr Leben retten,
   Waldthausen Verlag
Marie-Luise Stangl, Jede Minute sinnvoll Leben, Econ
   Taschenbuch
Dr. Devanando Weise, Harmonische Ernährung, Tabula
   Smaragdina Verlag
Maria Wilhelmi-Buchinger (Hrsg.), Heilfasten ist nicht
   Hungern

Kochbücher

Marie-Luise Holzer Sprenger, Vegetarische Rohkostrezepte:
   Die Natur – Dein irdischer Lebensquell, Verlag Natur und
   Leben, Postfach 1111, 74747 Ravenstein,
Barbara Rias Bucher, Vollwert Kochvergnügen wie noch
   nie, Gräfe und Unzer Verlag
Ursula Summ, Schlank durch Trennkost, Falken-
   Taschenbuch

Kleine Texte zum Lesen und Meditieren

Eichhorn (u. a.), Wieviel Farben hat die Sehnsucht?, Lucy
   Körner Verlag
Khalil Gibran, Eine Träne und ein Lächeln, Walter Verlag
Hermann Hesse, Lektüre für Minuten, Suhrkamp Verlag
Anne Wilson Schaef, Nimm Dir Zeit für Dich selbst –
   Tägliche Meditationen für Frauen, die zuviel arbeiten,
   Heyne Verlag

Adressen

Die Fa. Edeufa, Kronthaler Str. 11, 61462 Königstein, Tel. 0 61 73/94 04 51, hat sich mit ihrem Angebot von Vitamin- und Mineralstoffpräparaten (in natürlich gebundener Form) u. a. Produkten speziell auf die Bedürfnisse beim Fasten eingestellt.

Ein Verzeichnis von Ärzten, Kliniken und Heilpraktikern, die Fastende begleiten, und eine Liste der von der Autorin ausgebildeten ganzheitlichen Fastenleiter/innen und Ernährungsberater/innen kann angefordert werden bei

Psychotherapeutische
Heil- und Ernährungspraxis
Brigitte Neusiedl
Gartenstr. 8
86570 Inchenhofen
Tel.: 0 82 57/15 69 Fax: 0 82 57/83 78

Register